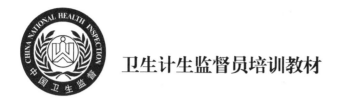

卫生计生监督员培训教材

学校卫生监督分册

国家卫生计生委卫生和计划生育监督中心　组织编写

主　　编　胡　光　高小蔷

副 主 编　潘德鸿　赵月朝　马　军

执行主编　吴建军　张鸿斌

编　　委（以姓氏笔画为序）

马　军　马迎华　王　宁　刘金东

杨艰萍　杨家明　张　宇　陈　宇

赵月朝　段佳丽　倪　胜　徐　勇

傅明蓉　潘德鸿

编　　务　刘　昊　张　婧　黄　静

人民卫生出版社

图书在版编目（CIP）数据

卫生计生监督员培训教材. 学校卫生监督分册 /
国家卫生计生委卫生和计划生育监督中心组织编写. ––
北京：人民卫生出版社，2018
ISBN 978-7-117-27438-8

Ⅰ. ①卫… Ⅱ. ①国… Ⅲ. ①卫生工作 – 执法监督 –
中国 – 岗位培训 – 教材②计划生育 – 执法监督 – 中国 – 岗
位培训 – 教材③学校卫生 – 卫生管理 – 执法监督 – 中国 –
岗位培训 – 教材　Ⅳ. ①D922.16

中国版本图书馆 CIP 数据核字（2018）第 224967 号

人卫智网	www.ipmph.com	医学教育、学术、考试、健康，购书智慧智能综合服务平台
人卫官网	www.pmph.com	人卫官方资讯发布平台

卫生计生监督员培训教材
学校卫生监督分册

组织编写：国家卫生计生委卫生和计划生育监督中心
出版发行：人民卫生出版社（中继线 010-59780011）
地　　址：北京市朝阳区潘家园南里 19 号
邮　　编：100021
E - mail：pmph @ pmph.com
购书热线：010-59787592　010-59787584　010-65264830
印　　刷：三河市潮河印业有限公司
经　　销：新华书店
开　　本：710×1000　1/16　印张：9
字　　数：166 千字
版　　次：2018 年 12 月第 1 版　2019 年 11 月第 1 版第 2 次印刷
标准书号：ISBN 978-7-117-27438-8
定　　价：32.00 元

打击盗版举报电话：010-59787491　E-mail：WQ @ pmph.com
（凡属印装质量问题请与本社市场营销中心联系退换）

前　言

　　卫生计生执法监督是深入推进依法行政、有效推动法治政府建设、推进治理能力现代化，维护人民健康的重要保障。党的十九大提出实施健康中国战略，为人民群众提供全方位、全周期的健康服务。为更好地服务健康中国战略，培养监督员的专业能力和专业精神，增强基层执法监督队伍适应新时代中国特色社会主义的发展要求，规范卫生计生执法行为，推进综合监督执法，国家卫生计生委卫生和计划生育监督中心为基层执法监督人员组织编写了卫生计生监督培训系列教材。

　　《卫生计生监督员培训教材——学校卫生监督分册》是基层卫生监督员培训系列教材之一。教材以学校卫生监督网络课程讲义为基础，经多年培训实践修订而成。全书共六章，主要有学校卫生执法监督概述，学校卫生标准，学校卫生执法监督，学校卫生综合评价，学校突发公共卫生事件应急处置，学校卫生监督信息和儿童青少年生长发育过程及其影响因素。

　　教材内容在编排上既突出了学校卫生监督相关的法律、法规、标准，也考虑到学校卫生监督的实际工作情况；既注重新标准的引入，也强调理论与实践的结合。在各论中，每个章节都引用了最新的现行法律法规文件及学校卫生标准，突出其实用性和时效性。

　　本教材的编写得到了国家卫生计生委综合监督局、辽宁省卫生计生委卫生计生监督局和学校卫生监督培训教研组的大力支持，在此表示诚挚感谢！同时，向在本教材编写过程中给予我们支持的各位学校卫生监督员、高校教师、疾控专家表示衷心感谢！

　　由于水平有限，本教材难免有错漏和不妥之处，敬请批评指正。

编　者

2018 年 8 月

目　录

第一章

学校卫生执法监督概述

　　学校卫生是公共卫生的重要组成部分，学校卫生监督是卫生监督领域的重要内容，同时也是全面开展学校卫生工作的重要保障。如何科学、有序地实施学校卫生监督，保障学校卫生工作的有效开展，达到保障广大儿童青少年健康的目的，始终是学校卫生工作者，尤其是学校卫生执法监督工作者探索的重要课题。习总书记十九大报告提出"健康中国战略"，要实施健康中国战略，就要完善国民健康政策，为人民群众提供全方位全周期健康服务。

第一节　学校卫生执法监督

一、概念

　　2012 年 9 月，为了指导和规范学校卫生监督工作，原卫生部印发了《学校卫生监督工作规范》（以下简称《规范》）。该《规范》对学校卫生监督的概念进行了系统的表述，即学校卫生监督是卫生行政部门及其卫生监督机构依据法律、法规、规章对辖区内学校的卫生工作进行检查指导、督促改进，并对违反相关法律法规规定的单位和个人依法追究其法律责任的卫生行政执法活动。这个概念明确学校卫生监督的主体是卫生行政部门及其卫生监督机构，县级以上卫生行政部门实施学校卫生监督指导工作，各级卫生监督机构在同级卫生行政部门领导下承担学校卫生监督工作任务；同时明确学校卫生监督的工作内容是依法对辖区内学校的卫生工作进行检查指导、督促改进，并依法查处违法违规行为。此外，《规范》明确，学校是指依法批准设立的普通中小学、中等职业学校和普通高等学校，这样也就规定了当前我们开展学校卫生监督适用的被监督对象范围。

二、学校卫生监督的目的和特点

通过开展学校卫生监督，促使学校落实学校卫生工作要求，规范学校卫生管理行为，改善学校卫生条件和学习生活环境，提高学校卫生工作水平，保障学生身心健康成长，其具有重要的社会现实意义。学校卫生监督是公共卫生监督的重要组成部分，同时也具有其自身鲜明的特点，一是专业综合性强，学校卫生监督工作涵盖教学及生活环境卫生、传染病防控、饮用水卫生、公共场所卫生、医疗服务等多方面内容，涉及的法律、法规、规章和标准、规范等依据繁杂，做好工作需要有很强的业务技能；二是服务人群特殊，青少年是国家和民族的未来，青少年的健康成长受到党和政府及全社会高度关注；在校学生是最主要的青少年人群，正处于成长发育的重要时期，学校卫生工作状况与学生身心健康密切相关，做好学校卫生监督工作需要有强烈的责任心和使命感。

三、部门主要职责和监督内容

为加强学校卫生工作，提高学生健康水平，1990 年 4 月 25 日经国务院批准，1990 年 6 月 4 日原国家教育委员会令第 10 号、原卫生部令第 1 号发布了《学校卫生工作条例》（以下简称《条例》），将学校卫生工作纳入了法制化管理轨道。《条例》规定，学校卫生工作的主要任务是：监测学生健康状况；对学生进行健康教育，培养学生良好的卫生习惯；改善学校卫生环境和教学卫生条件；加强对传染病、学生常见病的预防和治疗。《条例》规定，教育行政部门负责学校卫生工作的行政管理；卫生行政部门负责对学校卫生工作的监督指导。在学校卫生监督工作方面，《条例》规定，县级以上卫生行政部门对学校内影响学生健康的学习、生活、劳动、环境方面的卫生和传染病防治工作实行监督。

根据《学校卫生监督工作规范》，学校卫生监督的职责主要包括 8 个方面：

一是教学及生活环境卫生监督。主要监督教室人均面积、环境噪声、室内微小气候、采光、照明等环境卫生质量；黑板和课桌椅等教学设施设置；学生宿舍、厕所等生活设施卫生情况。

二是传染病防控监督。主要监督学校传染病防控制度建立及措施落实；依法履行传染病疫情报告职责；发生传染病后防控措施落实情况。

三是生活饮用水卫生监督。主要监督饮用水卫生管理制度建立及措施落实；饮用水水质；校内供水设施卫生许可和管理；涉及饮用水卫生产品许可批件索证；校内供水水源防护情况。

四是学校内设医疗机构和保健室监督。主要监督医疗机构或保健室设置及学校卫生工作开展情况；医疗机构持有执业许可证，医护人员持有执业资质证书情况；医疗机构传染病疫情报告、消毒隔离、医疗废物处置情况。

五是学校内公共场所卫生监督。主要监督游泳场所等公共场所持有卫生许可证情况，从业人员健康检查和卫生知识培训考核情况；卫生管理制度落实及卫生管理人员配备情况；游泳场所水质净化消毒情况；传染病和健康危害事故应急工作情况。

六是突发公共卫生事件应急处理。主要是配合相关部门对学校突发公共卫生事件应急处理工作落实情况进行卫生监督。

七是预防性卫生监督。主要是根据教育行政部门或学校申请，对新建、改建、扩建校舍项目的选址、设计及竣工验收开展预防性卫生监督指导工作。

八是承担上级卫生行政部门交办的其他监督任务。

第二节　学校卫生执法监督的依据

一、依据

学校卫生执法监督是依法开展的行政执法活动，全面掌握和运用好学校卫生执法监督的依据，是我们做好学校卫生执法监督工作的重要基础。目前，除了《学校卫生工作条例》，在法律方面，学校卫生监督的依据包括《中华人民共和国传染病防治法》《中华人民共和国未成年人保护法》《中华人民共和国执业医师法》；在行政法规方面，包括《公共场所卫生管理条例》《医疗机构管理条例》《医疗废物管理条例》《疫苗流通和预防接种管理条例》《护士条例》《突发公共卫生事件应急条例》；在部门规章方面，包括《生活饮用水卫生监督管理办法》《公共场所卫生管理条例实施细则》《医疗机构管理条例实施细则》《消毒管理办法》《突发公共卫生事件与传染病疫情监测信息报告管理办法》《中小学幼儿园安全管理办法》。同时，一些规范性文件如《医疗机构基本标准（试行）》《学校和托幼机构传染病疫情报告工作规范（试行）》《国家学校体育卫生条件试行基本标准》《中小学生健康体检管理办法》《涉及饮用水卫生安全产品分类目录》《学校卫生监督工作规范》《国家基本公共卫生服务规范》等，一些政策性文件如《国务院关于第三批取消和调整行政审批项目的决定》《卫生部办公厅关于加强学校传染病防治工作的通知》《卫生部、教育部关于做好入托、入学儿童预防接种证查验工作的通知》《中共中央　国务院关于加强青少年体育增强青少年体质的意见》《卫生部关于认真贯彻落实〈中共中央　国务院关于加强青少年体育增强青少年体质的意见〉的通知》《卫生部办公厅关于进一步加强学校卫生管理与监督工作的通知》等，以及大量的学校卫生相关标准和技术规范,也都是我们实施学校卫生监督的重要依据。

二、学校卫生执法监督

学校卫生执法监督是指卫生执法监督部门根据本省(区、市)学校卫生监督工作规划和年度工作计划,结合实际制订本辖区学校卫生执法监督工作计划,并按照《学校卫生监督工作规范》规定的具体内容和方法,对学校教学及生活环境卫生、传染病防治、生活饮用水卫生、内设医疗机构或保健室、公共场所卫生等开展的日常性监督工作。卫生监督部门应及时将检查情况反馈给被检查单位,针对发现的问题及时出具卫生监督意见书,必要时通报当地教育行政部门,督促学校落实整改措施;对存在违法行为的,依法予以查处,并将查处结果通报当地教育行政部门。要及时将辖区内学校卫生重大违法案件的查处情况逐级向上级卫生行政部门报告并通报同级教育行政部门。对涉嫌犯罪的,及时移交当地公安机关或司法机关。

三、学校突发公共卫生事件应急处置

学校发生突发公共卫生事件时,卫生监督部门应配合有关部门开展应急处置工作,依法采取控制措施,对违法行为进行立案调查。对于学校发生传染病疫情暴发,应派员依法对学校传染病防治工作进行监督检查和调查取证,依法出具监督意见或控制决定,对涉嫌违反传染病防治法律法规行为依法立案调查;对于学校发生饮用水污染事件,应派员依法对学校饮用水卫生管理情况和设施设备情况进行监督检查和调查取证,依法采取控制措施,对涉嫌违反传染病防治法律法规行为依法立案调查,对涉嫌人为投毒的,移交公安司法机关;对于学校发生预防接种异常反应事件,应配合疾病预防控制机构和相关单位对预防接种异常反应有关情况进行调查,采取应急控制措施。

四、进一步加强学校卫生执法监督工作的措施

新形势下国家卫生计生委进一步加强了学校卫生执法监督工作,2013 年在全国开展了学校饮用水卫生专项监督检查,发现并集中整治学校自建设施供水水源防护方面的突出问题;继续实施国家学校卫生重点监督检查计划,对中小学校教学环境卫生、饮用水卫生及传染病防控工作进行了监督抽检。2014 年在全国开展《学校卫生工作条例》执行情况的监督检查,了解成效,发现问题,为进一步完善制度和工作措施提供依据;继续开展国家学校卫生重点监督检查,加大对学校卫生重点方面工作的监督抽检力度。2014 年还部署开展了学校卫生专项监督检查,以强化水源防护措施和落实教学环境卫生要求为重点,督促学校规范饮用水卫生管理、加强预防学生近视工作。各省

（区、市）结合当地实际，有效开展年度学校卫生重点监督检查，通过监督抽检，掌握学校卫生重点方面状况，发现问题，指导工作；持续加大学校卫生专项监督检查工作力度，整治突出问题，加强部门沟通和协作，完善措施，促进普遍和长期存在的一些突出问题尽快解决；积极贯彻实施《学校卫生综合评价》标准，推动开展学校卫生监督综合评价，推进卫生示范学校建设，系统提高学校卫生工作水平。同时，切实重视发挥学校卫生监督协管作用，加强对协管队伍的指导、培训和考核，发挥好协管队伍的网底和哨点作用，提高监督工作效率和覆盖率。

第二章

学校卫生标准

学校卫生标准是卫生标准的重要组成部分，是经国家标准化主管部门（或国务院有关行政部门）批准，以一定形式发布，对学生的学习生活环境、教育过程、营养和心理、行为等及其有关的各种因素（物理、化学和生物等）进行科学规定，对保护儿童青少年身心健康和教学任务的顺利完成具有重要作用。

第一节　卫生标准概述

卫生标准是指为实施国家卫生计生法律法规和政策，保护人体健康，在研究与实践的基础上，对职责范围内涉及人体健康和医疗卫生服务等事项制定的各类技术规定。卫生标准是国家一项重要的技术法规，是进行卫生监督和管理的法定依据。卫生标准具有很强的技术法规性、规范的分类方法和严格的制（修）订程序。

一、卫生标准特性

卫生标准作为卫生法律、法规体系的重要组成部分，在保障人民身体健康、促进我国经济和社会发展方面发挥着重要的作用，卫生标准具有技术法规性、科学性、可行性和社会性等基本特性。

（一）技术法规性

卫生标准作为卫生法律、法规体系的重要组成部分，是贯彻卫生法律、法规的重要技术依据。在各项卫生法律、法规的具体贯彻执行中，都必须有与之配套的卫生标准作为技术依据，与其他技术标准相比，卫生标准具有很强的技术法规性。

（二）科学性

卫生标准是为保护人体健康而制定的特殊技术要求，其制定过程不是一个简单的科研过程,而是一个科学的管理过程;必须以科学评价为基础,结合国际标准并考虑我国国情,全面考虑政治、经济、社会、文化等各方面因素后才能制定出来;具有严格的科学性和很强的专业性。卫生标准在保障人民身体健康、促进我国经济和社会发展方面发挥着极为重要的作用。

（三）可行性

卫生标准作为卫生要求及监督执法的技术依据,需要全社会共同遵守,必须具有很强的可行性。

（四）社会性

卫生标准的对象广泛,既有规范产品安全卫生方面的要求,也有规范场所、环境、人群、疾病诊断等各有关方面的卫生技术要求,具有很强的社会性。

二、卫生标准分类

分类是标准化工作的基础,是统一和交流的前提,是把事物按一定标准进行归类。标准化工作是一项复杂的系统工程,标准为适应不同的要求从而构成一个庞大而复杂的系统,为便于研究和应用,从不同的角度和属性将标准进行分类,如目前常见的标准化法分类和标准文献分类。

根据《中华人民共和国标准化法》(以下简称《标准化法》)的规定,在《标准化法》实施过程中,一般根据适用范围、法律约束性、标准性质、标准化对象和作用等对标准进行分类。

1. 根据适用范围分类　按《标准化法》的规定,我国标准根据适用范围分为国家标准、行业标准、地方标准和企业标准4类。这4类标准主要是适用范围不同,不是标准技术水平高低的分级。

（1）国家标准:由国务院标准化行政主管部门制定的需要全国范围内统一的技术要求,称为国家标准。国家标准的代号由大写汉语拼音字母构成,如强制性标准为GB、推荐性标准为GB/T。国家标准的编号由国家标准的代号、国家标准发布的顺序号和国家标准发布的年号构成。

（2）行业标准:没有国家标准而又需在全国某个行业范围内统一的技术标准,由国务院有关行政主管部门制定并报国务院标准化行政主管部门备案的标准,称为行业标准。行业标准的代号由行业名称大写汉语拼音字母构成,如卫生行业强制性标准为WS、推荐性标准为WS/T。行业标准的编号由行业标准代号、标准顺序号及年号组成。

（3）地方标准:没有国家标准和行业标准而又需在省、自治区、直辖市范围内统一的工业产品的安全、卫生要求,由省、自治区、直辖市标准化行政主管部门制定并报国务院标准化行政主管部门和国务院有关行业行政主管部门备案的标准，称为地方标准。地方标准的代号由大写汉语拼音字母和地区代码构成，如北京市强制性地方标准为 DB11、推荐性地方标准为 DB11/T。地方标准的编号由地方标准的代号、标准发布的顺序号和标准发布的年号构成。

（4）企业标准：企业生产的产品没有国家标准、行业标准和地方标准，由企业制定的作为组织生产依据的相应企业标准，或在企业内制定适用的严于国家标准、行业标准或地方标准的企业地方（内控）标准，由企业自行组织制定的并按省、自治区、直辖市人民政府规定备案（不含内控标准）的标准，称为企业标准。企业标准的代号用"Q/"加企业代号组成，企业代号可用汉语拼音字母或阿拉伯数字或两者兼用组成。企业标准编号由企业标准代号、标准发布顺序号和标准发布年代号组成。有些企业将其企业标准分为技术标准、管理标准、工作标准，表示方法是在其企业标准代号后面加标准类别代号，如技术标准加"/J"、管理标准加"/G"、工作标准加"/Z"。

2. 根据法律的约束性分类

（1）强制性标准：强制性标准是国家技术法规的重要组成，强制性标准范围主要是保障人体健康及人身、财产安全的标准和法律、行政法规规定强制执行的标准。对不符合强制标准的产品实施禁止生产、销售和进口。为使我国强制性标准与 WTO/TBT 规定衔接，其范围要严格限制在国家安全、防止欺诈行为、保护人身健康与安全、保护动物植物的生命和健康以及保护环境等 5 个方面。

（2）推荐性标准：推荐性标准是指导性标准，基本上与 WTO/TBT 对标准的定义接轨，即由公认机构批准的，非强制性的，为了通用或反复使用的目的，为产品或相关生产方法提供规则、指南或特性的文件。标准也可以包括或专门规定用于产品、加工或生产方法的术语、符号、包装标准或标签要求。推荐性标准是自愿性文件。

（3）标准化指导性技术文件：标准化指导性技术文件是为仍处于技术发展过程中（为变化快的技术领域）的标准化工作提供指南或信息，供科研、设计、生产、使用和管理等有关人员参考使用而制定的标准文件。指导性技术文件编号由指导性技术文件代号、顺序号和年号构成。

3. 根据标准的性质分类

（1）技术标准：对标准化领域中需要协调统一的技术事项而制定的标准。主要是事物的技术性内容。

（2）管理标准：对标准化领域中需要协调统一的管理事项所制定的标准。主要是规定人们在生产活动和社会生活中的组织结构、职责权限、过程方法、程序文件以及资源分配等事宜,它是合理组织国民经济,正确处理各种生产关系,正确实现合理分配,提高生产效率和效益的依据。

(3)工作标准:对标准化领域中需要协调统一的工作事项所制定的标准。工作标准是针对具体岗位而规定人员和组织在生产经营管理活动中的职责、权限,对各种过程的定性要求以及活动程序和考核评价要求。

4. 根据标准的对象和作用分类

(1)基础标准:在一定范围内作为其他标准的基础并普遍通用,具有广泛指导意义的标准。如:名词、术语、符号、代号、标志、方法等标准;计量单位制、公差与配合、形状与位置公差、表面粗糙度、螺纹及齿轮模数标准;优先数系、基本参数系列、系列型谱等标准;图形符号和工程制图;产品环境条件及可靠性要求等。

(2)产品标准:为保证产品的适用性,对产品必须达到的某些或全部特性要求所制定的标准,包括:品种、规格、技术要求、试验方法、检验规则、包装、标志、运输和贮存要求等。

(3)方法标准:以试验、检查、分析、抽样、统计、计算、测定、作业等各种方法为对象而制定的标准。

(4)安全标准:以保护人和物的安全为目的而制定的标准。

(5)卫生标准:为保护人的健康,对食品、医药及其他方面的卫生要求而制定的标准。

(6)环境保护标准:为保护环境和生态平衡对大气、水体、土壤、噪声、振动、电磁波等环境质量、污染管理、监测方法及其他事项而制定的标准。

第二节 学校卫生标准体系

标准体系是将一定范围内的标准按其内在联系形成科学的有机整体。卫生标准体系就是将所有的卫生标准按其内在联系以一定形式排列起来,用图表表达的一种形式。它不仅包括现行标准,还包括正在审校、制(修)定的标准以及将来要制定的标准。

一、学校卫生标准体系

学校卫生标准体系就是在学校卫生专业范围内,包括现有、应有和预计发展的标准,按一定方式排列起来的有内在联系的标准的整体。

学校卫生标准体系制定的法律依据是现行的国家法律、法规和行政部门规章,内容可根据学校卫生发展和需要适当调整。

1. 学校卫生专业基础标准 包括学校卫生名词术语、标准研制与编写总则等。

2. 学校建筑设计及教学设施卫生标准 包括学校及托幼机构建筑设计卫生要求、学校教学设施卫生要求、教室微小环境卫生要求等。

3. 学校生活服务设施卫生标准 包括学生营养午餐营养供给量、学校及托幼机构饮水设施卫生管理规范、学生宿舍卫生要求及管理规范等。

4. 学校家具、教具及儿童青少年用品卫生标准 包括学校课桌椅、黑板、中小学校教科书卫生标准等。

5. 教育过程卫生标准 主要是对学习负担、体育运动负荷的限制标准。

6. 儿童青少年健康检查与管理规范 包括学生健康检查技术要求、方法,健康监测、评价方法,疾病预防,以及学校卫生监督与管理。

7. 健康教育规程 包括健康教育学校规范,健康促进学校规范等。

二、学校卫生标准体系的制定原则

学校卫生标准主要适用对象是学校的教学环境与设备、生活环境、学校或学生使用的用具和产品,学校或社会管理者/行为人的有关卫生行为等。学校卫生标准涉及儿童青少年健康与生命安全,不仅关系到人民群众的切身利益,而且关系到社会稳定和经济发展。学校卫生标准体系建设与发展的总体原则应包括以下几个方面:

1. 保护儿童青少年健康的原则 学校卫生标准制定应该从保护儿童青少年身心健康和教学任务的顺利完成出发,保护儿童青少年健康是学校卫生标准制定的主要原则。

2. 促进我国国民经济和社会发展的原则 学生用品标准涉及不同经济环节,如生产、消费等各环节;不同经济部门,如工业、教育等部门;不同经济地区,如国内及国际等区域。合理标准能够通过贸易和保护,促进我国国民经济和社会发展。

3. 按卫生标准体系统筹安排的原则 学校卫生标准涉及卫生标准的各专业委员会,如环境卫生、营养、流行病、消毒等,标准立项、制定应该从专业角度考虑,统筹卫生标准体系,发挥专业委员会优势,安排学校卫生标准制定。

4. 卫生标准与标准方法相匹配的原则 卫生标准规定的指标及限值要求,必须与相关指标的检测标准方法匹配,使得标准具有可操作性。

5. 卫生标准与卫生法规相配套的原则 卫生标准制定及相关标准要求,必须依据相关卫生法规,使得卫生标准与卫生法规相配套。

6. 跟踪社会发展和最新科研成果的原则 学校卫生标准制定要跟踪经

济发展、社会健康需求，并将最新科研成果应用到学校卫生标准的制（修）订工作中。

7. 积极采用国际与先进国家卫生标准的原则　在制（修）订学校卫生标准过程中，如果国际组织或先进国家有相关标准，应该积极采用国际与先进国家卫生标准。

第三节　学校卫生标准制（修）订及管理

学校卫生标准涉及儿童青少年健康与生命安全，不但关系到人民群众的切身利益，而且关系到社会稳定和经济发展。学校卫生标准是贯彻各项学校卫生法律法规的重要技术依据，是我国学校卫生法规的重要组成部分，是贯彻执行学校卫生法规的重要工具。

一、学校卫生标准制（修）订

学校卫生标准制（修）订，应当遵循《卫生标准制（修）订项目委托协议书》确定的原则、要求、时限，符合法律、法规、《卫生标准编写技术指南》及本专业领域的相关规定、程序和方法等。

（一）学校卫生标准制（修）订原则

学校卫生标准制（修）订应该遵循如下原则：①符合国家有关法律、法规与政策；②满足卫生监督和疾病防治的需要；③具有充分的科学依据；④做到技术先进、经济合理、安全可靠、切实可行；⑤在充分考虑我国国情的基础上，积极采用国际标准；⑥有利于促进国家经济建设与社会发展。

（二）学校卫生标准制（修）订程序

制定卫生标准应符合相应的程序，卫生标准制定程序分为通用程序和快速程序。

1. 通用程序　通用程序一般包括 8 个阶段，即编制规划和计划、研制与起草、征求意见、审查、批准、出版、复审和废止阶段。

2. 快速程序　快速程序又可分为：①等同或等效采用国际标准或国外标准，或者由现行标准转化的标准，可省略研制与起草阶段；②修订现行国家标准的项目，可省略研制与起草阶段和征求意见阶段。

（三）学校卫生标准制（修）订要素表达

卫生标准制定时，其要素表达往往因条款不同而表述所用助动词不同，要求型条款表述所用助动词为"应""不应"，推荐型条款所用助动词为"宜""不宜"，陈述型条款所用助动词为"可""不必"或"能""不能"。

1. 要求型条款要素表达　要求型条款要素利用助动词"应"或"不应"来表达。

（1）应：应该，只准许；不使用"必须"。

（2）不应：不得，不准许；不使用"不可"。

2. 推荐型条款要素表达　推荐型条款要素利用助动词"宜"和"不宜"来表达。

（1）宜：推荐，建议。

1）在几种可能性中推荐的、特别适合的一种，不提及也不排除其他的可能性。

2）某个行动步骤是首选的，但未必是所要求的。

（2）不宜：不推荐，不建议。以否定形式表示不赞成，但也不禁止某种可能性或行动步骤。

3. 陈述型条款要素表达

（1）陈述型条款（允许）要素表达：利用助动词"可"或"不必"，表示在标准的界限内所允许的行动步骤。

可：可以，允许；不必：无须，不需要。不使用"可能"或"不可能"；也不使用"能"代替"可"。

（2）陈述型条款（能力和可能性）要素表达：能—能够，不能—不能够；可能—有可能，不可能—没有可能。

4. 条款要素表达助动词的比较　卫生标准不同条款要素表达对助动词要求不同，其表述的意思也完全不同，下面以"应""宜""可""能"为例，解释各助动词的含义。

（1）目次应自动生成：表示一种要求，只有自动生成目次，才认为符合标准。

（2）目次宜自动生成：表示一种建议，目次最好自动生成。

（3）目次可自动生成：表示一种允许，标准许可自动生成目次。

（4）目次能自动生成：陈述一种事实，一种可能性，目次能够自动生成。

二、学校卫生标准管理

学校卫生标准不仅强调执法监督工作中的技术法规制约作用，更强调对儿童青少年生存、生活、学习的各种环境条件和各种学习用品卫生质量的导向和评价作用，是改善环境、减少疾病、提高儿童青少年健康水平的重要保障。学校卫生标准范围涉及学生的学习生活环境、教育过程、营养和心理、行为等及其有关的各种因素（物理、化学和生物等），充分体现学校卫生标准范围具有多元性、制（修）订来源及管理具有多渠道的特点。

（一）卫生标准管理组织

国家标准化管理委员会是国家标准化管理机构，卫生标准归国家卫生健康委员会法制司管理。国家卫生标准委员会是国家卫生健康委员会领导下的卫生标准技术管理组织。国家卫生标准委员会下设环境卫生、学校卫生等标准专业委员会。

卫生标准管理实施归口管理、分工负责、三级审查：

1. 国家卫生标准委员会秘书处设在国家卫生健康委员会法制司，归口管理卫生标准工作。负责全国卫生标准政策、规划、年度计划的制定管理工作。

2. 国家卫生健康委员会相关业务司局会同各标准专业委员会负责相关专业领域卫生标准的制定、修订工作。

3. 各专业委员会依据《国家卫生标准委员会章程》确定的职责开展工作，负责本专业卫生标准的技术审查。

中国疾病预防控制中心标准处承担组织学校卫生等专业委员会相关卫生标准立项评审，审查卫生标准报批材料，开展基础研究、重要标准的宣传贯彻、实施及效果评价等标准管理具体工作。

（二）卫生标准工作程序

卫生标准工作程序的目的是加强卫生标准工作程序化和规范化，提高工作效率，保证卫生标准质量。学校卫生标准工作程序主要包括以下几个方面：

1. 标准制（修）订立项申请及审查。

2. 项目计划的下达和签署委托协议。

3. 起草征求意见。

4. 标准项目的调整和中止。

5. 标准委员会审查、中国 CDC 标准处审核标准委员会。

6. 国家卫计委司局审核。

7. 批准发布实施。

8. 标准修改单。

9. 标准的复审及解释。

（三）学校卫生标准制（修）订来源

我国学校卫生标准制（修）订来源主要有以下 2 个方面：①由国家卫生健康委员会提出和归口的专用标准，如学校课桌椅功能尺寸、中小学校采光、照明卫生标准，小学生一日学习时间卫生标准等，均是由国家卫生标准委员会下设学校卫生标准专业委员会组织制定；另外，由其他卫生标准专业委员会组织制定的标准同样也适用于学校卫生管理和学校卫生监督，如生活饮用水卫生标准、乙型肝炎的诊断标准与处理原则等。②由国家卫生健康委员会以外的行政主管部门提出和归口的标准(或规范等),如中小学校建筑设计规范、室内照明测量方法等。这些也同样是学校卫生管理或学校卫生监督工作必须遵守的准则和方法,是学校卫生的相关标准。

第四节　学校卫生标准应用

学校卫生标准是国家立法的重要基础,也是学校卫生行政部门进行预防性和经常性卫生监督的重要依据。1990 年 4 月 25 日国务院批准发布的《学校卫生工作条例》是实施学校卫生监督的法律保证,卫生行政部门为学校卫生法规的贯彻落实,又制定了一系列相应的学校卫生标准和规范。

学校的全部教育过程、建筑设计和设备条件、生活学习环境、膳食与营养、体育锻炼与劳动、心理卫生、健康教育和保健措施等均与学生的身心健康密切相关。学校卫生标准主要涉及学校教育教学环境与设施、教育过程卫生、健康教育、学生用品、学生营养餐供给、学生健康检查等方面,在实际应用中有效地改善了学校卫生状况,促进了儿童青少年身心健康。目前,正在使用的一学校卫生标准有 36 项,其中;国家标准 22 项、卫生行业标准 14 项。学校卫生标准在创造良好的学习环境、提供安全的教育设施、预防和控制学生常见疾病等方面发挥重要作用。

一、创造良好的学习环境

教育过程中,适合儿童青少年的年龄特点、符合卫生要求的课业学习、体育、劳动等活动,是促进身心健康发展不可缺少的有利因素。通过制定《中小学生一日学习时间卫生要求》《中小学生体育锻炼运动负荷卫生标准》和《学生军训卫生安全规范》,可以防止学习负担过重、体育及军事训练创伤等。

学校是健康教育的最佳场所,学生是健康教育的最佳人群。根据学生生理和心理特点制定的《中小学校健康教育规范》和《学生心理健康教育指南》,可以规范开展中小学生健康教育及心理健康教育,大大提高儿童青少年自我健康意识和能力。

儿童青少年不同于成年人,机体对有害因素的反应更敏感。许多学习用品和玩具等具有传播疾病的危险,或其材料、涂料含有过量的有毒物质,威胁学生的健康。制定《铅笔涂层中可溶性元素最大限量》《中小学教科书卫生要求》等学生用品卫生标准,加强学生用品的卫生监督监测,有利于儿童青少年的健康成长。部分标准简述如下:

（一）《中小学健康教育规范》（GB/T 18206—2011）

《中小学健康教育规范》（GB/T 18206—2011）于 2011 年 12 月 30 日发布，2012 年 5 月 1 日实施。

1. 范围　本标准规定了在中小学校开展健康教育的一般要求、实施目标、教育内容、实施途径和评价建议。本标准适用于中小学（包括九年义务教育、高中阶段）在校学生。

2. 要求　本标准提供了中小学发展健康教育课程内容的基本框架。学校负责依据此标准进行课程计划、教学组织、课堂活动及实践安排。

3. 目标　培养儿童青少年良好的健康意识与公共卫生意识，提高学生的健康素养，培养学生保持和增进健康的态度与实践能力，为一生的健康打下坚实的基础。

4. 内容　中小学健康教育内容包括健康行为与生活方式、疾病预防、安全应急与避险、心理健康、生长发育与青春期保健等 5 个领域。

（二）《学生心理健康教育指南》（GB/T 29433—2012）

《学生心理健康教育指南》（GB/T 29433—2012）于 2012 年 12 月 31 日发布，2013 年 5 月 1 日实施。

1. 范围　本标准规定了在大、中、小学校开展心理健康教育的目标、原则、实施途径、教育师资要求和教育内容。本标准适用于普通大、中、小学在校学生，中等职业学校可参照使用。本标准不适用于学龄前儿童心理健康教育。

2. 教育目标　提高学生心理健康素养，培养学生健全的心理素质，使其形成完善的人格和良好的社会适应能力，为促进学生整体素质的全面发展奠定基础。

3. 教育原则　根据不同年级学生生理、心理发展特点，实施心理健康教育的规范化操作，以保障教育总体目标的实现。在心理健康教育过程中，遵循主体性原则和互动性原则。

4. 教育实施途径　通过心理健康教育课程、学科教学渗透和心理健康专题训练等途径实施教育。

5. 教育内容

（1）小学低年级心理健康教育内容：主要包括帮助学生适应新的环境、新的集体、新的学习生活，感受学习知识的乐趣；与老师、同学交往，在谦让、友善的交往中体验友情。

（2）小学中、高年级心理健康教育内容：主要包括帮助学生在学习生活中体会解决困难的快乐，调整学习心态，提高学习兴趣与自信心，正确对待自己的学习成绩，克服厌学心理，体验学习成功的快乐；培养集体意识，在班级活动中，善于与更多的同学交往，主动参与集体活动；塑造开朗、合群、乐学、自立的健康人格。悦纳自己的性别，正确面对生理变化引起的心理反应，正确对待性意识，了解调节和控制情绪的方法。

（3）初中年级心理健康教育内容：主要包括正确认识青春期，培养自重、自爱、自尊、自信的独立人格；培养正确的学习观念，发展其学习能力，改善学习方法；学会调节和控制自己的情绪，抑制自己的冲动行为；提高情感自我调节和人际交往的能力，建立良好的人际关系；正确认识自我意识，逐步提高社会责任感；能以积极心态面对学习、生活压力和自我身心所出现的变化，提高应对挫折的能力。

（4）高中年级心理健康教育内容：主要包括发展创造性思维，充分开发学习的潜能；在了解自己的能力、特长、兴趣和社会就业条件的基础上，确立自己的职业志向，进行职业的选择和准备；认识自己的人际关系的状况，正确对待和异性伙伴的交往，建立对他人的积极情感反应和体验；提高承受挫折和应对挫折的能力，形成良好的意志品质。

（5）大学生心理健康教育内容：根据大学生的心理特点，有针对性地讲授心理健康知识，开展辅导或咨询活动，帮助大学生树立心理健康意识，优化心理品质，增强心理调适能力和社会生活的适应能力，预防心理问题。促进大学生学会适应环境、人际交往、交友恋爱、求职择业、人格发展和情绪调节等方面的技能，提高心理健康水平。

（三）《中小学生一日学习时间卫生要求》（GB/T 17223—2012）

《中小学生一日学习时间卫生要求》（GB/T 17223—2012）于 2012 年 12 月 31 日发布，2013 年 5 月 1 日实施。

1. 范围　本标准规定了中小学生一日学习时间、睡眠与体育活动时间、课间休息与排课要求。本标准适用于全日制普通中小学，其他类型中小学可参照使用。

2. 一日学习安排

（1）一日学习时间：小学一、二年级一日学习时间不应超过 4 小时，小学三、四年级一日学习时间不应超过 5 小时，小学五、六年级一日学习时间不应超过 6 小时，初中各年级一日学习时间不应超过 7 小时，高中各年级一日学习时间不应超过 8 小时。

（2）课时安排：小学生每节课时间不应超过 40 分钟，上午 4 节，下午 1～2 节；中学生每节课时间不应超过 45 分钟，上午 4 节，下午 2～3 节。

（3）早读、课外自习：小学一、二年级不宜安排早读，不留书面家庭作业；小学三至六年级早读不宜超过 20 分钟，课外自习时间不应超过 60 分钟；中学各年级早读不宜超过 30 分钟，课外自习时间不应超过 90 分钟。

3. 睡眠与体育活动时间

（1）每日睡眠时间：小学生不应少于 10 小时，初中生不应少于 9 小时，高中生不应少于 8 小时。

（2）体育活动时间：确保中小学生每天锻炼 1 小时。没有体育课的当天，下午课后应组织学生进行 1 小时集体体育锻炼。

4. 课间休息与排课要求

（1）课间休息：在 2 节课之间，课间休息时间不应少于 10 分钟。第 2 节与第 3 节课之间，课间休息时间不宜少于 20～30 分钟。

（2）排课要求：一日内不连排 2 节相同的课程（除作文、实验等特殊需要外），各种文化课间宜插入体育、手工、画图等课程。

小学一、二年级周总课时不应超过 26 节，小学三至六年级周总课时不应超过 30 节，中学各年级周总课时不应超过 34 节。

二、提供安全的教育设施

学校卫生工作的人群对象是正在生长发育和受教育的儿童青少年一代。教育设施的环境条件，不仅要满足教育功能，同时也必须符合卫生、安全、艺术、经济等各方面的要求，达到合理的统一。卫生要求内容广泛，除一般环境卫生要求外，还要求适合儿童青少年身心发展的年龄特点，这是学校环境卫生不同于一般环境卫生的关键所在。因此，学校卫生标准不仅作为学校教育设施和环境要求的技术依据，而且成为学校卫生监督的重要内容。《学校课桌椅功能尺寸及技术要求》《中小学校教室采光照明卫生标准》《电视教室座位布置范围和照度卫生标准》《中小学校教室换气卫生标准》《中小学校教室采暖温度标准》《书写板安全卫生要求》《盲校建筑设计卫生标准》《学校卫生综合评价》等标准，有利于保护学生良好的身体形态，减少疲劳，提高学习效率；有利于保护视力，减少近视眼的发生；有利于改善学校教学条件，保障学生安全健康。这些标准的颁布受到建筑设计部门、教育部门、卫生部门，乃至全社会的关注。部分标准简述如下：

（一）《中小学校教室采光和照明卫生标准》（GB 7793—2010）

《中小学校教室采光和照明卫生标准》（GB 7793—2010）于 2011 年 1 月 14 日发布，2011 年 5 月 1 日实施。

1. 范围　本标准规定了学校教室采光和照明要求。本标准适用于城市、县镇的新建、改建和扩建的普通中小学校、中等师范学校和幼儿师范学校。

2. 教室的采光要求

（1）学校教室的朝向宜按各地区的地理和气候条件决定，不宜采用东西朝向，宜采用南北向的双侧采光。教室采用单侧采光时，光线应自学生座位的左侧射入。南外廊北教室时，应以北向窗为主要采光面。

（2）教室窗地面积比不应低于1：5。

3. 教室的照明要求

（1）教室课桌面上的维持平均照度值不应低于300lx，其照度均匀度不应低于0.7。

（2）教室黑板应设局部照明灯，其维持平均照度不应低于500lx，照度均匀度不应低于0.8。

（二）《电视教室座位布置范围和照度卫生标准》（GB 8772—2011）

《电视教室座位布置范围和照度卫生标准》（GB 8772—2011）于2011年12月30日发布，2012年5月1日实施。

1. 范围　本标准规定了电视教室座位布置范围、照度及普通教室电视教学要求。本标准适用于各类学校中以电视为主要教学手段的教室。其他装备有电视机的各种类型教室亦应参照使用。

2. 座位布置范围

（1）座椅前缘至电视屏幕垂直面的水平距离，应在观看电视的有效视距范围内。对PAL制（帕尔制）电视机，以电视机屏幕对角线尺寸的倍数计算，有效视距范围为3～12倍。对观看图像的细节分辨要求较高的电视教学任务，座位布置应在最佳视距范围内，以电视机屏幕对角线尺寸的倍数计算，最佳视距范围为5～10倍。

（2）观看电视的水平斜视角不应超过45°。

（3）观看电视的仰角不应超过30°。

3. 照度

（1）电视教室课桌面上的采光系数最低值应符合GB 7793要求。

（2）电视教室利用电视机进行教学时，课桌面人工照明的维持平均照度应为60lx ± 6lx，其照度均匀度不应低于0.7。

（3）电视教室照明宜采用小于26mm细管径直管形稀土三基色荧光灯，不应采用裸灯。灯具距课桌面的最低悬挂高度不应低于1.7m。灯管排列宜采用其长轴垂直于黑板面布置。对于阶梯教室，前排灯不应对后排学生产生直接眩光。

4. 普通教室电视教学要求

（1）电视机规格不宜小于74cm（29英寸）。

（2）采用吊装形式安置电视机时，吊架底部至地面的距离小学宜在1.7～1.8m之间，中学宜在1.8～2.0m之间，吊架在水平方向上应可以调节。

（3）教室内照明灯的控制开关应至少设置3组，可采用黑板灯、窗侧灯和门侧灯3组布控形式，或采用黑板灯、前排灯和后排灯3组布控形式。

（4）教室前排窗宜加设遮光窗帘或厚窗帘。

（三）《书写板安全卫生要求》（GB 28231—2011）

《书写板安全卫生要求》（GB 28231—2011）于2011年12月30日发布，2012年5月1日实施。

1. 范围 本标准规定了教学用书写板（粉笔板和白板）的安全卫生要求、书写板外观质量、结构、分类、安装、标志、说明书和试验方法等。本标准适用于各级各类学校在普通教室、实验室和其他专用教室中使用的书写板。其他教学活动和交流、记事、宣传等使用的书写板可参照使用。本标准不适用于告示及电子记忆传输显示书写板。本标准不涉及书写板的电器控制部分，相关内容可参照相应的电器安全要求。

2. 要求 教学用书写板的要求主要包括颜色、光泽度、附着性、擦拭性、粉笔板表面粗糙度、粉笔板耐磨性、耐光性、耐腐蚀性、甲醛释放量限量、书写板的标称尺寸等。

3. 外观质量

（1）书写面应表面平整，没有波纹、龟裂、针孔、斑痕及凹凸不平等缺陷。

（2）拼接而成的平面书写面板，用游标卡尺测量，接缝的间隙应小于1mm，接缝两侧的高度差不应超过1mm。

（3）书写面的颜色应均匀。

（4）所有用于书写板正面的框架、配件、附件等都应具有装饰性的保护层。保护层的色调应与书写板有明显区别，不产生眩光。

4. 其他规定 本标准还对书写板结构、书写板的分类、书写板的安装、标志、使用说明书、试验方法等进行了规定。

（四）《学校卫生综合评价》（GB/T 18205—2012）

《学校卫生综合评价》（GB/T 18205—2012）于2012年12月31日发布，2013年5月1日实施。

1. 范围 本标准规定了学校卫生综合评价项目、评价方法以及综合评价判定。标准适用于全日制小学（含民办小学）、初级中学、高级中学（含中等职业学校、民办中学）和普通高等学校（含民办高等学校、独立院校）各项卫生状况的综合评价。

2. 综合评价项目

（1）管理：突发公共卫生事件、传染病预防控制、常见病与多发病、学校食品安全、生活饮用水卫生、教室环境卫生、生活环境卫生和公共场所卫生。

（2）监测：学校食品安全（食饮具消毒）、生活饮用水卫生、教室环境卫生、生活环境卫生和公共场所卫生。

3. 评价方法

（1）管理：包括突发公共卫生事件、传染病预防控制、常见病与多发病、学校食品安全、生活饮用水卫生、教室环境卫生、生活环境卫生、公共场所卫生等管理。

（2）监测：包括学校食品安全（食饮具消毒监测）、生活饮用水卫生、教室环境卫生、生活环境卫生、公共场所卫生等监测。

4. 综合评价得分及判定　学校卫生管理评价得分与监测评价得分的总和为综合评价实际得分。

凡综合评价实际得分达到管理与监测标准总分的 85% 及以上者为学校卫生优秀学校，定为 A 级；60% ~ 85% 为学校卫生合格学校（不含 85%），定为 B 级；60% 以下者（不含 60%），为学校卫生不合格学校，定为 C 级。

三、预防和控制学生常见疾病

1998 年和 1999 年原卫生部分别颁布了《学生营养午餐营养供给量》和《学生营养餐生产企业卫生规范》，这两项标准的颁布与实施为学生营养餐的食谱编制与卫生管理要求提供了法规依据和技术依据，保障了学生午餐的安全与营养，促进了学生营养的改善及学生营养午餐的全面推广。

《中小学生健康检查表规范》和《学生健康检查技术规范》的颁布实施，规范了中小学生健康检查要求及健康检查管理，并对学生形态、生理功能、五官科、外科、内科与实验室检查指标的检查技术要求。《儿童青少年发育水平的综合评价》《儿童青少年伤害监测方法》《学龄儿童青少年营养不良筛查》《标准对数视力表》《中小学校传染病预防控制工作管理规范》等标准，在学生伤害监测、学生常见病检查、学生健康状况评价及学生常见病预防控制方面发挥重要作用。

学校卫生中的疾病诊断评价标准的制定，提高了疾病诊断和治疗水平，推动了先进医疗技术在全国的应用，确保儿童青少年疾病的正确诊断和治疗。例如，正常的生理性脊柱弯曲是在儿童青少年生长发育期间逐渐形成的，与充分的体力活动、良好的用眼习惯、正确的坐姿等有密切关系。但是有近15% ~ 18% 的脊柱弯曲异常被扩大诊断，实际却属于姿势不正。颁布、实施《儿童少年脊柱弯曲异常的初筛》，对纠正学生健康检查以及升学、参军体检中的错误判定（误诊）起到澄清作用。目前，国际上认为该方法优于照相等判定方式，对此标准评价较好。再如，《儿童少年斜视的诊断及疗效评价》《儿童少年弱视的诊断及疗效评价》《儿童少年屈光度检测要求》和《儿童少年矫正眼镜》等卫生标准,为正确诊断儿童弱视、斜视、屈光检查,配备适宜的矫正眼镜提供了技术规范,提高了眼疾的诊断和治疗水平,有效地保护了学生的视力。部分标准简述如下:

（一）《中小学生健康检查表规范》(GB 16134—2011)

《中小学生健康检查表规范》(GB 16134—2011)于 2011 年 12 月 30 日发布,2012 年 5 月 1 日实施。

1. 范围　本标准规定了中小学生健康检查表要求及健康检查管理。本标准适用于普通中小学生健康检查,职业高中、技校亦可参照使用。本标准不适用于学龄前儿童健康检查。

2. 规范

（1）中小学生健康检查表要求:包括《中小学生健康检查表》纸张规格和式样,健康检查项目,《中小学生健康检查表》填写要求。

（2）中小学生健康检查管理:包括《中小学生健康检查表》的建表、存表和转表,中小学生健康检查频率,开展中小学生健康检查的机构与人员资质,中小学生健康检查的场所,生物标本的收集,中小学生健康检查结果评价与反馈。

（二）《学生健康检查技术规范》(GB/T 26343—2010)

《学生健康检查技术规范》(GB/T 26343—2010)于 2011 年 1 月 14 日发布,2011 年 5 月 1 日实施。

1. 范围　本标准规定了学生形态、生理功能、五官科、外科、内科与实验室检查指标的技术要求。本标准适用于普通中小学校、职业高中与技校学生健康检查,普通高等学校学生健康检查亦可参照执行。

2. 内容　《学生健康检查技术规范》是为贯彻执行《学校卫生工作条例》《中小学生健康体检管理办法》制定的,以《中小学生健康检查表规范》确定的内容为框架,规范了学生形态、生理功能、内科、外科、五官科与实验室检查指标的检查技术与方法。该标准有利于提高学生健康检查质量,对学生健康监测,制定学生常见疾病防治措施,以及提高学生健康水平有重要作用。

（三）《标准对数视力表》(GB 11533—2011)

《标准对数视力表》(GB 11533—2011)于 2011 年 12 月 30 日发布,2012 年 5 月 1 日实施。

1. 范围　本标准规定了视力表设计标准、印制规格、使用方法以及视力统计方法等。本标准适用于 3 岁及以上儿童、青少年和成人的一般体检,招生、招工等体检的远、近视力测定与视力障碍的筛查,眼科和视光学临床等方面亦可参照使用。

2. 视力表使用

（1）视力表放置距离（检查距离）：远视力表应置于被检眼（结点）前方5m（即远视力表标准距离）处；或2.6m处，需在该距离立一面垂直的镜子，以确保经反射后的总距离为5m。近视力表应置于被检眼（结点）前方25cm（即近视力表标准距离）处。

（2）视力表放置高度：远视力表5.0行视标与被检眼等高，近视力表与被检眼视线垂直。

（3）视力表照明：应采用人工照明，如用直接照明法，照度应不低于300lx；如用后照法（视力表灯箱或屏幕显示），则视力表白底的亮度应不低于200cd/m²。照明力求均匀、恒定、无反光、不眩目。视力表应避免阳光或强光直射。

（4）视力测定：一般视力测定按视力表一般使用方法，测出被检眼所能辨认的最小行视标（辨认正确的视标数应超过该行视标总数的一半），记下该行视标的视力记录值，即为该眼的视力。超常视力和低视力测定按要求进行。

（5）视力记录：经本标准测得的视力用5分记录法记录。

（四）《中小学校传染病预防控制工作管理规范》（GB 28932—2012）

《中小学校传染病预防控制工作管理规范》（GB 28932—2012）于2012年12月31日发布，2013年5月1日实施。

1. 范围　本标准规定了中小学校法定传染病及其他可能导致学生群体流行或暴发的非法定传染病的预防控制工作要求和内容。本标准适用于各级各类中小学校，托幼机构可参照执行。

2. 组织保障与制度

（1）成立传染病预防控制工作小组。职责明确，责任到人。

（2）学校应明确传染病疫情报告人。

（3）制定传染病预防控制的应急预案和相关制度：传染病疫情及相关突发公共卫生事件的应急预案、传染病疫情及相关突发公共卫生事件的报告制度、学生晨检制度、因病缺课登记及追踪制度、复课证明查验制度、学生健康管理制度、学生免疫规划的管理制度、传染病预防控制的健康教育制度、通风、消毒制度等。

3. 预防　通过健康教育、晨检、因病缺课的登记及追踪、健康管理、预防接种和卫生条件改善等措施进行预防。

4. 控制　通过报告、实施相关控制措施、加强个人防护等措施进行控制。

四、其他方面作用

学校卫生标准除了在创造良好的学习环境、提供安全的教育设施、预防和控制学生常见疾病之外,《0~6岁儿童健康管理技术规范》《儿童安全与健康一般指南》《学生宿舍卫生要求及管理规范》《学生使用电脑卫生要求》等标准在学校卫生管理及儿童健康管理方面也发挥重要作用。

第三章

学校卫生执法监督

第一节　学校传染病防控执法监督

一、学校传染病防控执法监督的意义

学生是社会一个特殊的组成人群,年龄构成包括儿童、少年和青年。学校是学生日常学习生活聚集的场所,学生每天从四面八方一家一户汇集到学校里来,又从学校分散到千家万户里去,传染源从社会的每个角落进入学校,又从各个学校分散到各个家庭和社会上各个角落,学校可以说是传染病的集散场所,也是传染病易感人群集中的场所。

传染源、传播途径和易感人群是传染病流行的基本条件,缺一不可。而流行的强度大小则取决于传染源的多少、易感者的密度、传播途径实现几率大小和病原微生物致病力的强弱。由于学校易感者密度高,学生接触密切、相对集中时间长,传染源又容易进入学校,传染机制极易实现,所以学校极易发生传染病的暴发和流行。因此,学校传染病防控工作一直是学校卫生监督最为重要的内容之一。各级卫生计生、教育部门对学校传染病防控工作都非常重视,然而在校园内,传染病发生和流行还是屡有发生。出现传染病病例不可避免,但针对学校传染病发生和流行的特点,督促学校采取积极有效的预防及控制措施,避免疫情大规模流行对师生健康造成侵害,是学校卫生监督工作的主要目标。

学校环境和人群的特殊性,使得学校传染病防控工作又具备自身特点,这些特点也决定了学校传染病防控执法监督工作的重点:

（一）极易发生

学校是人群高度集中的地方,一个班几十个学生集中在几十平方米的教室里,整天在一起生活学习,相互之间密切接触,如果卫生设施不完善,卫生制度不健全,卫生习惯不良,就具备了传染病在学校里发生与流行的条件。

（二）感染途径多元化

传染病一般是经呼吸道、消化道、皮肤黏膜、血和血制品、虫媒等传播。由于学校易感者密度高，学生接触密切、相对集中时间长，经飞沫、空气、水、饮食、虫媒、血和血制品、接触等途径被感染的情况均可发生。

（三）季节性、周期性变化

学校传染病的流行具有明显的季节性变化，冬春季呼吸道传染病多发，室内空气流通不畅会导致细菌、病毒等的加速传播，所以这个季节是加强传染病防控和执法监督的重点；夏秋季则以肠道传染病为主。某些传染病随着每年学校新生入学，造成传染源的积累，易感者的增加，形成流行的周期性，比如，在未行疫苗接种地区流行性腮腺炎在学校的周期性流行。除此以外，学校传染病的发生还与学校寒暑假及开学有密切关系。

（四）人群特征

学校的主要群体是学生，其年龄可以从6岁到20岁左右。中小学生处于生长发育阶段，免疫功能尚不完善，抵御各种传染病的能力较弱，且自身防护意识较差，是很多种疾病的易感人群，容易受到许多传染病的感染，如流感、水痘、流行性腮腺炎、流脑等，加之缺乏传染病预防知识，没有养成良好的卫生习惯，特别是不了解传染病早期症状，不能清楚表达身体的不适，因此不能早期识别并配合老师、医生及时诊断治疗，容易造成传染病在学校的传播与流行。

（五）流行特征

传染病一旦在学校发生，易于传播和流行，容易在短期内同时出现多个病例，并可能扩散到家庭和社会，危害极大。

我国学校传染病流行事件中约4/5是呼吸道传染病，其次是消化道传染病。在学校发生的传染病流行事件中，前五位的病种分别为流感、流行性腮腺炎、麻疹、水痘、细菌性痢疾。学校传染病流行发生的高峰时间一般是4月和11月。农村中小学传染病的发生率高于城镇中小学。上述疾病都是学校内比较常见的，还有一些疾病如肺结核、甲型肝炎、伤寒和副伤寒、霍乱及国家重点防治的艾滋病、禽流行性感冒等等，有的疾病如果治疗不及时可能引发比较严重的并发症。因此，加强对学校传染病防控措施落实情况的监督检查，指导、敦促学校与卫生部门密切配合，及早采取有力的防控措施，对学生中的传染病做到早发现、早诊断、早报告、早隔离、早治疗，有效防控学校传染病，保护师生的身体健康，维护学校正常的教学秩序，是学校传染病防控执法监督工作的根本目标，也是这项工作的意义之所在。

二、开展学校传染病防控执法监督的主要依据

根据学校传染病防控执法监督依据的性质，学校传染病防控执法监督依

据可以分为法律依据、政策依据和技术依据3类。

（一）学校传染病防控执法监督的法律依据

学校传染病防控执法监督依据的法律、法规和规章较为宽泛，很多卫生监督方面的法律、法规都可以涉及，只是应用的频次和关系的大小问题。但是在具体的监督执法过程中，主要是依据《中华人民共和国传染病防治法》《中华人民共和国未成年人保护法》《学校卫生工作条例》《突发公共卫生事件应急条例》《公共场所卫生管理条例》《疫苗流通和预防接种管理条例》《生活饮用水卫生监督管理办法》《消毒管理办法》《中小学健康体检管理办法》《中小学幼儿园安全管理办法》《突发公共卫生事件与传染病疫情监测信息报告管理办法》等相关法律、法规和规章。

（二）学校传染病防控执法监督的政策依据

政策是党和国家为实现一定历史时期的工作目标制定的行动纲领或准则。政策虽然不是法律，但是也有许多与法律的相同之处，其中最突出的是政策和法律都是由一定的国家机关制定的，都是人们应当普遍遵循的准则。学校传染病防控执法监督的政策依据是党和国家在一定的时期制定的政策性文件，对学校传染病防控执法监督具有规范性和指导性。例如《中共中央　国务院关于卫生改革与发展的决定》（中发〔1997〕3号）、《关于卫生监督体制改革的意见》（卫办发〔2000〕16号）、《中共中央　国务院关于加强青少年体育增强青少年体质的意见》（中发〔2007〕7号）、《卫生部关于认真贯彻落实〈中共中央　国务院关于加强青少年体育　增强青少年体质的意见〉的通知》（卫疾控发〔2007〕214号）、《国家卫生计生委关于切实加强综合监督执法工作的指导意见》（国卫监督发〔2013〕40号）、《关于进一步加强卫生计生综合监督行政执法工作的意见》（国卫监督发〔2015〕91号）等。卫生计生行政部门在实施学校传染病防控执法监督的过程中，对这些文件都需要贯彻执行，应当作为学校传染病防控执法监督的依据。

（三）学校传染病防控执法监督的技术依据

学校传染病防控执法监督的技术依据，是指卫生计生行政部门在实施学校传染病防控执法监督的过程中应当执行和依据的工作规范、要求和标准。例如《国家学校体育卫生条件试行基本标准》《学校和托幼机构传染病疫情报告工作规范（试行）》《学校结核病防控工作规范（2017版）》《学校卫生监督工作规范》《中小学校传染病预防控制工作管理规范》（GB 28932）《学校卫生综合评价》（GB/T 18205）、《中小学健康教育规范》（GB/T 18206）等。由于学校传染病防控执法监督的内在特点，很多具体的学校传染病防控工作是依靠各种工作规范调整的，而且《中华人民共和国传染病防治法》《中华人民共和国未成年人保护法》《学校卫生工作条例》《突发公共卫生事件应急条例》等法律、法规都赋予这些工作规范相应的法律地位,违反这些传染病防控工作规范的学校将承担相应的法律责任。因此,在实施学校传染病防控执法监督的过程中,这些工作规范、要求和标准也是重要的监督依据。

三、学校传染病防控执法监督的主要内容和检查方法

学校传染病防控执法监督工作一定要遵循传染病的流行规律,从控制传染源(早发现、早隔离、早治疗)、切断传播途径(防控管理)、保护易感人群(卫生习惯、疫苗接种)3个关键环节入手开展学校传染病防控执法监督。

(一)传染病防控制度建立及措施落实情况

对传染病防控制度建立及措施落实情况进行监督检查,能够及时发现学校传染病防控管理工作中存在的漏洞,帮助学校完善传染病防控部门及人员的设置和管理,督促各项传染病防控工作制度的落实。

1. 检查内容　一查"机构"、二查"人"、三查"制度和落实"。

(1)机构:学校传染病防控领导小组及管理部门的设置情况。

(2)人:疫情报告人员设置、卫生专业技术人员配置比例。

(3)制度和落实:各项传染病防控应急预案、相关制度建立和完善情况、制度落实情况(登记和记录)等。

2. 检查方法　现场查阅学校传染病防控管理部门、卫生专业技术人员、传染病疫情报告人员的设置情况;各项传染病防控应急预案、相关制度建立和完善以及制度落实情况(登记和记录):

(1)学校成立由校长作为第一责任人的传染病预防控制工作小组,全面负责学校的各项传染病预防控制管理工作。小组成员应该包括学校各相关部门的负责人,职责明确,责任到人,并且随着学校人事变动,小组成员应及时调整。

(2)明确学校传染病疫情报告人及其职责。学校传染病疫情报告人必须为学校的在编人员,设置时应优先考虑专职或者兼职卫生专业技术人员,在校长的领导下,具体负责本单位传染病疫情和疑似传染病疫情等突发公共卫生事件报告工作,协助本单位建立、健全传染病疫情等突发公共卫生事件监测、发现及报告相关工作制度及工作流程,定期对全校学生的出勤、健康情况进行巡查,指导全校学生的晨检工作并对晨检结果进行核实、排查和处理,指导全校开展因病缺课登记追踪工作,对登记结果进行核实、汇总,做到传染病患者的早发现、早报告。

(3)按学生比例依法设置专兼职卫生专业技术人员。寄宿制学校或有600名以上学生的非寄宿制学校按600∶1配备专职卫生专业技术人员,不足600人的非寄宿制学校配备专兼职卫生专业技术人员或者保健老师,普通高

校设校医院或卫生科,校医院设保健科(室)负责师生的保健工作。

(4)建立学校传染病防控制度及应急预案。《中小学校传染病预防控制工作管理规范》(GB 28932)明确列出,学校应制定并落实的预案和工作制度至少有9个方面,可归纳为"一案八制","一案"是指传染病疫情及相关突发公共卫生事件的应急预案。"八制"是指传染病疫情及相关突发公共卫生事件的报告制度;学生晨检制度;因病缺课登记、追踪制度;复课证明查验制度;学生健康管理制度;学生免疫规划的管理制度;传染病预防控制的健康教育制度;通风、消毒等制度。在制定各项制度和预案时,应当充分考虑制度或预案中的部分内容在不同类别学校的适用性,比如在中小学"一案八制"中,学生免疫规划的管理制度的主要内容之一,就是对入学新生的预防接种证的查验,这项内容在高中就不涉及。除了要看是否建立了制度、预案,还要关注制度、预案的内容是否具体、完整,是否有可操作性,防止"一张皮"现象,即制度、预案都有,但均不适用。制度、预案应当根据实际情况和相关部门的要求及时完善、更新,比如学校人事变动、应急和传染病防控相关工作涉及的责任人调离原岗位时,相应的预案和制度的内容就应及时更换;再比如,随传染病疫情预防控制形势的变化,增加或者删减了一些工作要求时,制度内容应当及时做出相应的调整和完善。这些都能体现出学校制定的这些制度、预案是不是真正在使用的"活的"制度,而不是躺在文件夹,单纯应付检查的废纸。

(5)学校每年应制定传染病预防控制工作计划并予以落实,同时将其纳入学校年度工作考评。传染病预防控制工作计划与工作制度保持一致,有具体的时间、内容部署,确保有效实施。

(6)学校应在学生入学时查验预防接种证,发现未依照国家免疫规划受种的学生,应当向所在地的县级疾病预防控制机构或者学生居住地承担预防接种工作的接种单位报告,并配合疾病预防控制机构或者接种单位督促监护人在学生入学后及时到接种单位补种。

(7)学校的老师发现学生有传染病早期症状、疑似传染病患者以及因病缺勤等情况时,应及时报告给学校疫情报告人。学校疫情报告人应及时进行排查,并将排查情况记录在学生因病缺勤、传染病早期症状、疑似传染病患者患病及病因排查结果登记日志上。

(8)《中华人民共和国传染病防治法》明确规定,各级各类学校应当对学生进行健康知识和传染病预防知识的教育。学校每学期都应安排日常的传染病预防控制健康教育,利用课堂、讲座、板报、广播等多种形式对学生进行有针对性的传染病预防控制知识教育,内容包括常见传染病的基本知识、传播途径和预防措施,提高学生对传染病的预防控制意识和应对能力;积极开展对教职员工的传染病预防控制健康教育,提高其对传染病的应对能力;学校可根据传染病预防的需要对学生家长开展传染病预防控制健康教育,告知其配合学校传染病预防控制工作。

(9)学校应认真做好学生体检和健康筛查的组织工作。学校教职员工中的传染病患者、病原携带者和疑似传染病患者,在传染期内或者在排除传染病前,不得从事法律、行政法规和国务院卫生行政部门规定禁止的易使该传染病扩散的工作。

(10)学校根据可能发生的传染病疫情,按照学校规模、学生数量以及传染病预防控制要求储备一定数量的物资,并严格掌握使用期限。

(二)学校依法履行传染病疫情报告职责情况

《中华人民共和国传染病防治法》规定,任何单位和个人发现传染病患者或者疑似传染病患者时,应当及时向附近的疾病预防控制机构或者医疗机构报告。这里的"任何单位和个人",实质上是提出了"疫情报告,人人有责"的概念,其中必然涵盖学校应该履行疫情筛查、报告的责任。学校作为义务疫情报告人,应当建立、健全本单位传染病疫情等突发公共卫生事件的发现、收集、汇总与报告管理工作制度,指定专人或兼职教师负责本单位内传染病疫情等突发公共卫生事件、因病缺勤等健康信息的收集、汇总与报告工作,协助疾病预防控制机构对本单位发生的传染病疫情等突发公共卫生事件进行调查和处理,接受教育行政部门与卫生计生行政部门对学校传染病疫情等突发公共卫生事件的督促、检查。

1. 检查内容

(1)报告的内容、方式、时限。

(2)相关记录。

2. 检查方法　现场查阅传染病疫情信息登记的内容、核对疫情报告的时间、报告的途径,询问疫情报告人是否清楚疫情报告流程、时限、处置方法。

(1)传染病疫情信息登记及报告记录应当完整、准确,按规定的内容、方式、时限进行报告,无隐瞒、谎报、缓报传染病疫情的情形。

(2)发生法定传染病疫情或突发公共卫生事件时,学校疫情报告人应在传染病防治法规定的时限内向属地疾病预防控制机构和教育行政部门报告。

(3)出现以下任一情况时,学校传染病疫情报告人应在 24 小时内向属地疾病预防控制机构和教育行政部门报告:

——在同一宿舍或者同一班级,1 天内有 3 例或者连续 3 天内有多个学生(5 例以上)患病,并有相似症状(如发热、皮疹、腹泻、呕吐、黄疸等)或者有共同用餐、饮水史。

——个别学生出现不明原因的高热、呼吸急促或剧烈呕吐、腹泻等症状。

——学校发生群体性不明原因疾病或者其他突发公共卫生事件。

（4）当学校发现传染病或疑似传染病患者时，学校疫情报告人应当立即报出相关信息。

（5）当出现符合上述规定的报告情况时，学校疫情报告人应当以最方便的通讯方式（电话、传真等）向属地疾病预防控制机构（农村学校向乡镇卫生院防保组）报告，同时向属地教育行政部门报告。

（三）发生传染病后防控措施落实情况

发生传染病后，学校应当在教育、卫生行政部门及疾病预防控制机构的监督和指导下，做好疫情控制工作；卫生计生监督机构应当督促学校落实防控措施，防止疫情进一步扩散或发生二代、三代病例。

1. 检查内容

（1）传染病病例登记及报告记录。

（2）被污染场所消毒处理记录。

（3）使用的消毒产品生产企业卫生许可证复印件和产品卫生安全评价报告（或新消毒产品卫生许可批件）复印件等相关资料。

（4）学校传染病控制措施落实情况。

2. 检查方法

对发生传染病病例的学校，现场查阅传染病病例登记及报告记录、被污染场所消毒处理记录、使用的消毒产品生产企业卫生许可证复印件和产品卫生安全评价报告（或新消毒产品卫生许可批件）复印件等相关资料，核实学校传染病控制措施落实情况。

（1）传染病病例登记及报告记录应当完整、准确，按规定的内容、方式、时限进行报告，无隐瞒、谎报、缓报传染病疫情的情形。

（2）被污染场所消毒处理记录应当包括消毒时间、所用消毒产品名称、消毒产品浓度（强度）、消毒场所或物品名称、消毒人员等内容。

（3）使用的消毒剂、消毒器械应当是取得所在地省级卫生计生行政部门发放的卫生许可证并经产品卫生安全评价合格或具有国家卫生计生委颁发的新消毒产品卫生许可批件的产品，并在产品有效期内按照批准的适用范围和使用方法使用。

（4）学校应当在教育、卫生行政部门及疾病预防控制机构的监督和指导下，做好疫情控制工作：对确诊患有法定传染病的学生、疑似患者或传染病密切接触者，学校应配合卫生部门依法对确诊学生进行隔离或者医学观察，并安排其及时就诊，做好检疫期相关记录；配合属地疾病预防控制机构对疫点开展消毒、疫情调查和宣传教育等工作；学生病愈且隔离期满时，应持复课证明到学校医务室或者卫生室查验后方可进班复课；在传染病暴发、流行时，学校应根据当地人民政府的决定，停止举办大型师生集会和会议，采取临时停课或暂时关闭措施,并配合属地疾病控制机构对学校人群进行预防性服药和应急预防接种工作。

（5）教职员工在照顾患病学生、接触可能受到污染的物品或排泄物时,应根据实际情况采取必要的个人防护措施,如佩戴手套、口罩、帽子等。

第二节　学校饮用水卫生执法监督

一、自建设施供水监督依据和监督内容

集中式供水是指由水源集中取水,经统一净化处理和消毒后,由输水管网送至用户的供水方式,包括公共供水和单位自建设施供水。

自建集中式供水是指除城建部门建设的各级自来水厂外,由各单位自建的集中式供水方式。

单位为学校的称为学校自建设施集中供水。

（一）监督依据

《中华人民共和国传染病防治法》

《学校卫生工作条例》

《突发公共卫生事件应急条例》

《生活饮用水卫生监督管理办法》

《生活饮用水卫生标准》GB 5749

《生活饮用水集中式供水单位卫生规范》卫法监发〔2001〕161号

（二）监督内容

1. 工作档案建立情况

（1）与饮用水相关的法律、法规、规章、标准和规范;

（2）水质监测记录和检测报告;

（3）相关监管部门监督检查文书;

（4）学校饮用水卫生管理组织机构名单;

（5）涉水产品索证材料(蓄水容器、管材、防护涂料、消毒药物、消毒设备)。

2. 水源卫生防护

（1）取水点应选择水质良好、水源充沛、便于防护的水源,水质应符合有关国家生活饮用水水源水质的规定;

（2）自建设施供水外围30m范围内应保持良好的卫生状况,没有生活垃圾、建筑垃圾、旱厕、污水管线或污水沟等污染源;

（3）泵房内外环境整洁,不能堆放杂物和有毒有害物质,地面采用防滑材料铺设,墙壁粉刷防水、防霉涂料,有机械排风设施且有防护门窗。

3. 设施设备

（1）保持供水设施和周围环境清洁，与有毒有害场所或者污染源保持规定的防护距离。

（2）储水设备观察孔孔盖加锁，透气管罩密闭完好，储水设施内壁无污垢，底部没有异物，水中没有肉眼可见物。

（3）自备供水系统严禁与城镇供水系统相连。

（4）集中式供水单位必须建立水质检验室，配备与供水规模和水质检验要求相适应的检验人员和仪器设备。负责检验水源水、净化构筑物出水、出厂水和管网水的水质。没有检验室的学校应委托有资质的检验单位进行定期水质检测。

4. 净化消毒

（1）饮用水消毒处理装置运转正常，并做好消毒记录。

（2）新设备、新管网使用前或者旧设备、旧管网修复后，必须严格清洗、消毒。

（3）定期对水塔（蓄水池）进行清洗、消毒，并做好消毒记录。

（4）饮用水处理装置（含净化、软化设备）要正常运转。

5. 索证

（1）索取涉水产品卫生许可批件，与饮用水接触的防护涂料、水质处理器以及新材料和化学物质、与饮用水连接的止水材料、塑料及有机合成管材、管件、水处理剂、除垢剂等必须索取卫生许可批件。

（2）所使用消毒剂的生产企业卫生许可证和产品卫生安全评价报告（或卫生许可批件）。

（3）涉水产品卫生质量检验合格报告单。

二、二次供水监督依据和监督内容

二次供水是指学校将来自集中供水的管道水另行加压、贮存，再输送至用户的供水设施。

（一）监督依据

《中华人民共和国传染病防治法》

《学校卫生工作条例》

《突发公共卫生事件应急条例》

《生活饮用水卫生监督管理办法》

《二次供水设施卫生规范》GB 17051

《生活饮用水卫生标准》GB 5749

（二）监督内容

1. 供水单位需要建立工作档案

（1）与饮用水相关的法律、法规、规章、标准和规范。

（2）水质监测记录和检测报告。

（3）相关监管部门监督检查文书。

（4）学校饮用水卫生管理组织机构名单。

（5）涉水产品索证材料（蓄水容器、管材、防护涂料、消毒药物、消毒设备）。

（6）各项卫生管理制度（生活饮用水卫生管理制度、生活饮用水污染事件应急处理预案、水箱或蓄水池清洗消毒制度等）。

（7）直接从事供、管水人员健康体检、卫生知识培训材料及清洗消毒人员健康体检情况。

（8）水箱或蓄水池清洗消毒记录、日常自检记录等。

（9）水质检验人员资质或委托检验合同。

（10）水处理生产流程、管网分布平面图等材料。

2. 卫生防护设施

（1）蓄水池周围 10m 内不得有渗水坑、堆放垃圾等污染源，水箱周围 2m 内不得设有污水管线及污染物。

（2）低位蓄水池进出口要加盖上锁，通风口要高出地面 50cm，且要安装防尘、防昆虫网。

（3）高位水箱要专用，门要上锁，窗户要严密，昆虫及鼠、鸟类不能进入。

（4）蓄水池、水箱应设有入孔位置，入孔位置和大小要满足蓄水池和水箱内部清洗、消毒工作的需要，入孔应有盖（或门），并高出蓄水池和水箱 5cm 以上，并有上锁装置。

（5）地上蓄水池、水箱内外应设有爬梯，地下蓄水池内设有爬梯。

（6）溢水管与泄水管加盖网罩，均不得与下水管道直接相通。

（7）蓄水池、水箱的材质和内壁涂料应无毒无害，不影响水的感官性状。

（8）蓄水池、水箱的容积设计不得超过用户 48 小时的用水量。

三、学校管道分质直饮水、水质处理器卫生监督

（一）管道分质直饮水监督依据和监督内容

管道分质直饮水（简称管道直饮水）是指利用过滤、吸附、氧化、消毒等装置对需要改善水质的集中式供水（或其他水源水）作进一步的净化处理，通过独立封闭的循环管道输送，供直接饮用的水。

1. 监督依据

《中华人民共和国传染病防治法》

《学校卫生工作条例》

《突发公共卫生事件应急条例》

《生活饮用水卫生监督管理办法》

《生活饮用水管道分质直饮水卫生规范》（征求意见稿）

《生活饮用水卫生标准》GB 5749

《卫生部关于分质供水卫生许可证发放问题的批复》卫监督发〔2005〕191号

2. 监督内容

（1）分质供水系统技术要求：①分质供水系统必须独立设置；②分质供水管网不得与市政或自建供水系统直接相连；③分质供水系统应为可循环环状管网，保证每天定时循环不少于4次或全天循环，供水系统中水的停留时间不应超过24小时，回水必须经过消毒后方可再次进入供水系统；④应采用分质供水专用水嘴；⑤分质供水系统试压合格后应对整个系统进行清洗和消毒。

（2）索证：①分质供水系统使用的管材、管件等产品应具备卫生行政部门核发的涉水产品卫生许可批件，水处理材料应有卫生安全检验合格证明或涉水产品卫生许可批件；②使用的消毒剂或消毒器械有符合国家规定的生产企业卫生许可证和产品卫生安全评价报告（或卫生许可批件），并按相关国家标准要求使用。

（3）净水机房的要求：①地面、墙壁、吊顶应采用防水、防腐、易消毒、易清洗的材料铺设；②应有锁闭装置，并设有防蚊蝇、防尘、防鼠等措施；③除生活饮用水以外的其他管道不得进入净水机房；④应保证通风良好、应有良好的采光及照明；⑤净水设备宜按工艺流程进行布置，同类设备应相对集中；⑥设置更衣室，室内宜设衣帽柜、鞋柜等更衣设施及洗手盆；⑦应配备空气消毒装置，当采用紫外线空气消毒时，紫外线灯按照 $30W/(10 \sim 15)m^2$ 设置，距地面2m；⑧配备有水质检验设备或在制水设备上安装在线实时检测仪表。

（4）卫生管理制度：①制定卫生管理制度和直饮水水质事件应急处置预案；②建立档案，指定专人负责管道直饮水系统的卫生管理；③保持净水机房环境清洁卫生；④视净水效果及时更换水处理材料；⑤定期对水质进行抽样检测。

（5）水质自检要求：①分质供水系统应进行日常供水水质检验；②建立水质检验室，配备与供水规模和水质检验要求相适应的检验人员和仪器设备；③检验记录应准确、清楚，并应存档备查。

（二）水质处理器监督依据和监督内容

水质处理器是指以市政自来水或其他集中式供水为原水，经过进一步处理,旨在改善饮水水质,去除水中某些有害物质为目的的饮用水水质处理器。

1. 监督依据

《中华人民共和国传染病防治法》

《学校卫生工作条例》

《生活饮用水卫生监督管理办法》

《生活饮用水卫生标准》GB 5749

《饮用净水水质标准》CJ 94

《中小学校设计规范》GB 50099

《生活饮用水水质处理器卫生安全与功能评价规范》卫法监发〔2001〕161 号

2. 监督内容

(1)索证:净水器、水处理材料(活性炭、熔喷聚丙烯、膜组件等)、管材管件等应当按要求取得卫生行政部门的卫生许可批件,水质处理器应当按要求取得省级以上卫生行政部门的卫生许可批件。

(2)水质处理器技术要求:反渗透机出水水质应当符合《生活饮用水水质处理器卫生安全与功能评价规范 - 反渗透处理装置》(2001)的要求;纳滤机出水水质应当符合《饮用净水水质标准》CJ 94 的要求;其他净水器出水水质应当符合《生活饮用水水质处理器卫生安全与功能评价规范—般水质处理器》(2001)的要求。

(3)水质处理器设置要求:出水水嘴数量应当符合《中小学校设计规范》GB 50099 要求,每 40～45 人至少设置一个饮水水嘴,相邻水嘴间距不小于 400mm,水嘴高度根据学生身高设置,且只适用于使用盛器接水。

(4)水质检验:①水质处理器供水应进行日常供水水质检验;②学校应当在醒目位置公示当月水质检验结果,并于每月 10 日前由学校向当地县(区)教育和卫生行政部门上报上月水质检验结果;③当检测结果不符合《生活饮用水卫生标准》GB 5749 或者相应净水器水质要求时,应当立即停止供水,查明原因,采取有效措施进行整改,待水质检验合格后再行供水。

(5)卫生管理制度:①学校应当建立净水器检修、消毒、滤料更换、检验登记制度,有检查和维护保养记录;②净水器的出水水嘴和储水箱有专人管理,保持清洁。对 3 天以上不使用的水嘴和储水箱,使用前必须清洗消毒;③学校应当根据水质情况和制水量及时更换滤芯等水处理材料;④学校应当每月至少检查 1 次净水器相关设备、设施安全;⑤学校应当在每学期开学前对所有净水器设备、设施清洗维护,并经水质检验合格后方可使用。

四、学校饮水机供水、开水设备和保温桶卫生监督

（一）饮水机供水监督依据和监督内容

1. 监督依据

《中华人民共和国传染病防治法》

《学校卫生工作条例》

《生活饮用水卫生监督管理办法》

《生活饮用水卫生标准》GB 5749

2. 监督内容

（1）使用的饮水机有有效的卫生许可批件。

（2）清洗消毒使用的消毒剂有有效的生产企业卫生许可证和产品卫生安全评价报告（或卫生许可批件）。

（3）有产品的检验合格证明，依法索取桶装水生产企业有效生产许可证和同批次桶装水出厂检验报告。

（4）应当设立独立的桶装水和饮水机存放间，加锁并有明显标识，有相应的卫生设施和安全防护设施，桶装水存放间应当有专人管理，对每批进入学校的桶装水进行入库验收。

（5）有定期对饮水机清洗消毒制度，并有消毒记录，检查落实情况。

（6）检查定期消毒的记录。

（7）饮水机清洗消毒应请专业机构进行，如学校自行清洗消毒，从事消毒人员应有有效的健康体检证明。

（8）要求学校定期进行水质检测，检查学校水质检测报告。

（9）饮水机尽量避免光照，并保持周围环境清洁，防止二次污染。

（二）开水设备和保温桶监督依据和监督内容

1. 监督依据

《中华人民共和国传染病防治法》

《学校卫生工作条例》

《生活饮用水卫生监督管理办法》

《生活饮用水卫生标准》GB 5749

2. 监督内容

（1）检查盛装开水的器皿（如保温桶等）定期清洗消毒并加盖上锁情况，有防烫伤警示标识。

（2）有定期清洗消毒制度并有相关记录。

（3）检查开水供应是否充足（单纯供应开水的以4~6个班有一个50kg保温桶为足量）。

第三节 学校内设医疗机构、保健室执法监督

学校内设医疗机构、保健室从卫生监督层面看,是两种涵盖不同内容的卫生监督工作。学校内设医疗机构,是指取得《医疗机构执业许可证》的学校卫生机构,承担学校预防保健、健康教育、常见病和传染病预防与控制、学校卫生日常检查并为师生提供必要的医疗服务,需要按照医疗执业监督的专业要求对学校内设医疗机构和卫生技术人员在执业活动中,遵守医疗管理法律、法规、规章的情况进行监督检查,对违反医疗管理法律、法规的行为追究法律责任的一种行政管理活动。医疗执业监督的相对人主要是医疗机构和医务人员。保健室是指无需取得《医疗机构执业许可证》的学校卫生机构,在卫生技术人员培训或指导下开展学校预防保健、健康教育、常见病和传染病预防与控制、学校卫生日常检查。保健室不是医疗机构,是学校卫生特有的一种预防控制传染病,干预常见病和多发病,承担健康教育、学校卫生日常检查等工作任务的学校卫生机构。

一、学校内设医疗机构、保健室的概况

学校内设医疗机构根据学校类别和内设医疗机构规模的不同,分为校医院、门诊部、诊所、医务室、卫生室等等,学校内承担卫生防病工作的非医疗机构一般统称保健室。学校内设医疗机构和保健室的卫生监督是指对医疗机构和保健室的设置情况、诊疗活动、开展学校卫生工作情况及从业人员依法执业情况等方面的卫生监督。

二、主要依据

1. 主要法律

《中华人民共和国传染病防治法》

《中华人民共和国执业医师法》

2. 主要法规

《学校卫生工作条例》

《医疗机构管理条例》

《医疗废物管理条例》

《疫苗流通和预防接种管理条例》

《护士条例》

《突发公共卫生事件应急条例》

3. 主要规章

《医疗机构管理条例实施细则》

《突发公共卫生事件与传染病疫情监测信息报告管理办法》

4. 主要规范性文件和政策性文件

《医疗机构基本标准(试行)》(卫生部)

《学校和托幼机构传染病疫情报告工作规范(试行)》卫办疾控发〔2006〕65号

《国家学校体育卫生条件试行基本标准》教体艺〔2008〕5号

《中小学生健康体检管理办法》卫医发〔2008〕37号

《学校卫生监督工作规范》卫监督发〔2012〕62号

三、学校内设医疗机构和保健室的主要设置依据

(一)《学校卫生工作条例》

《学校卫生工作条例》第十九条规定:普通高等学校、中等专业学校、技工学校和规模较大的农业中学、职业中学、普通中小学,可以设立卫生管理机构,管理学校的卫生工作。

第二十条规定:普通高等学校设校医院或者卫生科。校医院应当设保健科(室),负责师生的卫生保健工作。

城市普通中小学、农村中心小学和普通中学设卫生室,按学生人数600∶1的比例配备专职卫生技术人员。

中等专业学校、技工学校、农业中学、职业中学,可以根据需要,配备专职卫生技术人员。

学生人数不足600人的学校,可以配备专职或者兼职保健教师,开展学校卫生工作。

《学校卫生工作条例》是我们开展学校卫生工作的根本依据,《条例》中明确了对不同类别学校内医疗卫生机构设置及人员的不同要求,例如高校必须设校医院或者卫生科,校医院应当设保健科(室),负责师生的卫生保健工作。因此对于高校我们首先要确定,必须设有取得《医疗机构执业许可证》的医疗机构,它的从业(开展诊疗活动)人员必须是取得《医师执业证书》或者《护士执业证书》的卫生技术人员。

(二)中小学校设计规范 GB 50099

《中小学校设计规范》GB 50099 中,卫生室(保健室)的设置应符合下列规定:

1. 卫生室(保健室)应设在首层,宜临近体育场地,并方便急救车辆就近停靠。

2. 小学卫生室可只设1间,中学宜分设相通的2间,分别为接诊室和检

查室,并可设观察室;

3. 卫生室的面积和形状应能容纳常用诊疗设备,并能满足视力检查的要求;每间房间的面积不宜小于 $15m^2$。

4. 卫生室宜附设候诊空间,候诊空间的面积不宜小于 $20m^2$。

5. 卫生室(保健室)内应设洗手盆、洗涤池和电源插座。

6. 卫生室(保健室)宜朝南。

（三）《国家学校体育卫生条件试行基本标准》

《国家学校体育卫生条件试行基本标准》中,对卫生室(保健室)的要求如下:

1. 卫生室　卫生室建筑面积应大于 $40m^2$,并有适应学校卫生工作需要的功能分区。卫生室应具备以下基本设备:视力表灯箱、杠杆式体重秤、身高坐高计、课桌椅测量尺、血压计、听诊器、体温计、急救箱、压舌板、诊察床、诊察桌、诊察凳、注射器、敷料缸、方盘、镊子、止血带、药品柜、污物桶、紫外线灯、高压灭菌锅等。

2. 保健室　保健室建筑面积应大于 $15m^2$,并有适应学校卫生工作需要的功能分区。保健室应具备以下基本设备:视力表灯箱、杠杆式体重秤、身高坐高计、课桌椅测量尺、血压计、听诊器、体温计、急救箱、压舌板、观察床、诊察桌、诊察凳、止血带、污物桶等。

寄宿制学校必须设立卫生室,非寄宿制学校可视学校规模设立卫生室或保健室。

（四）综合《中小学校设计规范》GB 50099 和《国家学校体育卫生试行基本标准》,学校卫生室和保健室的设置,应符合表3-1要求:

表3-1　学校卫生室和保健室设置要求

内容	卫生室	保健室
位置	建筑物首层	建筑物首层
建筑面积	大于 $40m^2$	大于 $15m^2$
房间数	小学可 1 间,中学 2 间	至少 1 间
学校类别	寄宿制学校必须设置 非寄宿制可以设置	非寄宿制学校
人员配比	寄宿制学校或 600 名学生以上的非寄宿制学校应配备卫生专业技术人员。卫生专业技术人员应持有卫生专业执业资格证书	600 名学生以下的非寄宿制学校,应配备保健教师或卫生专业技术人员。保健教师由现任具有教师资格的教师担任

续表

内容	卫生室	保健室
培训	接受学校卫生专业知识和急救技能培训,并取得相应的合格证书	接受学校卫生专业知识和急救技能培训,并取得相应的合格证书
执业证书	必须取得《医疗机构执业许可证》	无须取得《医疗机构执业许可证》
人员	必须是卫生技术人员	可以不是卫生技术人员
设施设备	视力表灯箱、杠杆式体重秤、身高坐高计、课桌椅测量尺、血压计、听诊器、体温计、急救箱、压舌板、诊察床、诊察桌、诊察凳、注射器、敷料缸、方盘、镊子、止血带、药品柜、污物桶、紫外线灯、高压灭菌锅等	视力表灯箱、杠杆式体重秤、身高坐高计、课桌椅测量尺、血压计、听诊器、体温计、急救箱、压舌板、观察床、诊察桌、诊察凳、止血带、污物桶等

四、学校内设医疗机构或保健室卫生监督内容

依据《学校卫生监督工作规范》,学校内设医疗机构或保健室卫生监督内容为:

(一)医疗机构或保健室设置及学校卫生工作开展情况。

(二)医疗机构持有效执业许可证、医护人员持有效执业资质证书情况。

(三)医疗机构传染病疫情报告、消毒隔离、医疗废物处置情况。

五、学校内设医疗机构或保健室卫生监督方法

学校内设医疗机构是指取得《医疗机构执业许可证》的学校卫生机构,承担学校预防保健、健康教育、常见病和传染病预防与控制、学校卫生日常检查,并为师生提供必要的医疗服务。

保健室是指无需取得《医疗机构执业许可证》的学校卫生机构,在卫生专业技术人员指导下开展学校预防保健、健康教育、常见病和传染病预防与控制、学校卫生日常检查。保健室不是医疗机构,必须从概念上与卫生室、医务室区分开来。

对学校内设医疗机构或保健室的监督,应包括以下4部分:

(一)对机构设置情况及诊疗活动的监督

1. 对学校内设医疗机构(包括校医院和卫生室)的监督 对校医院及卫生室,除了按照《学校卫生工作条例》及相关标准,查验设备是否按要求配备,查验房屋布局是否符合要求等,我们还要严格按照医政监督执法的要求进行

检查,综述起来是:对机构,需要检查机构的执业资质,是否取得《医疗机构执业许可证》且按期校验,判定其是否按照核准登记的诊疗科目开展诊疗活动;卫生技术人员的执业活动是否符合《中华人民共和国执业医师法》《护士条例》的有关法律法规的要求等。具体内容详见表3-2。

表3-2　学校医疗机构卫生监督违法案件案由参考表

案由	违法行为	违反条款	处罚条款	处罚
1. 未取得《医疗机构执业许可证》开展诊疗活动案	未取得《医疗机构执业许可证》开展诊疗活动的	《医疗机构管理条例》第二十四条	《医疗机构管理条例》第四十四条、《医疗机构管理条例实施细则》第七十七条	对未取得《医疗机构执业许可证》擅自执业的,责令其停止执业活动,没收非法所得和药品、器械,并处以3000元以下的罚款;有下列情形之一的,责令其停止执业活动,没收非法所得和药品、器械,处以3000元以上1万元以下的罚款: (一)因擅自执业曾受过卫生行政部门处罚; (二)擅自执业的人员为非卫生技术专业人员; (三)擅自执业时间在3个月以上; (四)给患者造成伤害; (五)使用假药、劣药蒙骗患者; (六)以行医为名骗取患者钱物; (七)省、自治区、直辖市卫生行政部门规定的其他情形
2.《医疗机构执业许可证》未按期校验案	不按期办理校验《医疗机构执业许可证》又不停止诊疗活动的	《医疗机构管理条例实施细则》第七十八条	第七十八条 对不按期办理校验《医疗机构执业许可证》又不停止诊疗活动的,责令其限期补办校验手续;在限期内仍不办理校验的,吊销其《医疗机构执业许可证》

续表

案由	违法行为	违反条款	处罚条款	处罚
3.转让、出借《医疗机构执业许可证》案	转让、出借《医疗机构执业许可证》的		《医疗机构管理条例实施细则》第七十九条	第七十九条　转让、出借《医疗机构执业许可证》的，没收其非法所得，并处以3000元以下的罚款；有下列情形之一的，没收其非法所得，处以3000元以上5000元以下的罚款，并吊销《医疗机构执业许可证》：（一）出卖《医疗机构执业许可证》；（二）转让或者出借《医疗机构执业许可证》是以营利为目的；（三）受让方或者承借方给患者造成伤害；（四）转让、出借《医疗机构执业许可证》给非卫生技术专业人员；（五）省、自治区、直辖市卫生行政部门规定的其他情形
4.诊疗科目超出核准登记范围案	诊疗科目超出核准登记范围的	《医疗机构管理条例》第二十七条	《医疗机构管理条例实施细则》第八十条	第八十条　除急诊和急救外，医疗机构诊疗活动超出登记的诊疗科目范围，情节轻微的，处以警告；有下列情形之一的，责令其限期改正，并可处以3000元以下罚款：（一）超出登记的诊疗科目范围的诊疗活动累计收入在3000元以下；（二）给患者造成伤害。有下列情形之一的，处以3000元罚款，并吊销《医疗机构执业许可证》：（一）超出登记的诊疗科目范围的诊疗活动累计收入在3000元以上；（二）给患者造成伤害；（三）省、自治区、直辖市卫生行政部门规定的其他情形

续表

案由	违法行为	违反条款	处罚条款	处罚
5. 使用非卫生技术人员从事医疗卫生技术工作案	（1）未取得医师执业证书从事诊疗活动的（2）诊疗活动超出医师注册的执业范围（3）未经护士注册从事护士工作的	《医疗机构管理条例》第二十八条	《医疗机构管理条例》第四十八条、《医疗机构管理条例实施细则》第八十一条	第八十一条 任用非卫生技术人员从事医疗卫生技术工作的，责令其立即改正，并可处以3000元以下的罚款；有下列情形之一的，处以3000元以上5000元以下罚款，并可以吊销其《医疗机构执业许可证》：（一）任用2名以上非卫生技术人员从事诊疗活动；（二）任用的非卫生技术人员给患者造成伤害。医疗机构使用卫生技术人员从事本专业以外的诊疗活动的，按使用非卫生技术人员处理
6. 拒绝或者妨碍卫生监督案	拒绝或者妨碍学校卫生监督员依照《学校卫生工作条例》实施卫生监督。	《学校卫生工作条例》第三十条第二款	《学校卫生工作条例》第三十六条	对直接责任单位或者个人给予警告；情节严重的，可以建议教育行政部门给予行政处分或者处以200元以下的罚款

2. 对学校保健室的监督

（1）查验设备：是否按要求配备视力表灯箱、杠杆式体重秤、身高坐高计、课桌椅测量尺、血压计、听诊器、体温计、急救箱、压舌板、观察床、诊察桌、诊察凳、止血带、污物桶等。

（2）查验房屋：建筑面积是否大于 $15m^2$ 。

（二）对学校内设医疗机构和保健室人员的监督

1. 检查人员资质情况 对学校内设医疗机构（包括校医院和卫生室）的卫生技术人员需查验《医师执业证书》及《护士执业证书》，并查验是否按照核准登记的执业类别及执业范围从事诊疗活动等，对学校内保健室的从业人员需查验是否具有《教师资格证》。

卫生技术人员指依法取得执业资质的医务（医技）人员或护士。

2. 检查学校卫生人员配置情况 寄宿制学校或600名学生以上的非寄宿制学校应按学生人数600∶1配备卫生专业技术人员；600名学生以下的非寄

宿制学校，应配备保健教师或卫生专业技术人员，保健教师由现任具有教师资格的教师担任。

3. 检查专业知识培训情况　查阅卫生专业技术人员及保健教师接受学校卫生专业知识和急救知识技能培训记录以及相应的培训合格证书。

（三）对医疗废物管理的监督检查

医疗废物，是指医疗卫生机构在医疗、预防、保健以及其他相关活动中产生的具有直接或者间接感染性、毒性以及其他危害性的废物。具体到学校内设医疗机构，对校医院和卫生室产生的医疗废物，要严格按照《医疗废物管理条例》的相关规定进行监督，而保健室，因不能开展诊疗活动，所以一定不能产生医疗废物，这点必须明确。

《医疗废物管理条例》中和学校内设医疗机构有关的主要条款：第十六条、第十七条、第十八条、第十九条、第二十条、第二十一条、第三十九条、第四十条、第四十一条、第四十二条、第四十三条、第四十四条、第四十五条、第四十六条。

（四）对学校卫生工作开展情况及相关资料的监督检查

查阅开展学校卫生工作资料；查阅传染病疫情报告、疫情控制措施、消毒隔离等制度，检查执行情况，核实疫情报告管理部门和专职疫情报告人员及依法履行疫情报告与管理职责的情况；检查医疗废物的收集、运送、贮存、处置等环节，并查阅相关记录；查阅消毒剂的生产企业卫生许可证及产品卫生安全评价报告（或产品卫生许可批件）复印件（这部分内容详见学校传染病防控的经常性卫生监督教学内容）。

六、学生健康档案管理

《国家学校体育卫生条件试行基本标准》要求，每年对在校学生进行 1 次健康体检，并建立学生健康档案。

（一）基本要求

每年对在校学生进行 1 次健康体检，并建立学生健康档案。地方教育行政部门和学校应选择符合相关要求的保健和医疗机构承担学生体检工作。

学生健康档案应包括以下几个方面：

1. 学生个体体检表和报告单　包括学生个体体检项目的客观结果、对体检结果的综合评价以及健康指导建议。

2. 学校汇总报告单　包括学校不同年级男女生的生长发育、营养状况的分布、视力不良、龋齿检出率、传染病或缺陷的检出率，不同年级存在的主要健康问题以及健康指导意见。

3. 体检异常学生登记表　包括异常学生名单、异常项目和注意事项。

4. 体检结果向家长反馈登记表　体检异常学生应有家长签名；

5. 学生健康管理制度等。

（二）健康体检项目

1. 问诊　既往病史，近期发热、咳嗽史或其他明显不适症状。

2. 内科检查项目　心、肺、肝、脾、血压。

3. 眼科检查项目　裸眼远视力、沙眼、急性传染性结膜炎。

4. 口腔检查　牙齿、牙周。

5. 外科检查项目　头、颈、脊柱、四肢、皮肤、淋巴结。

6. 形态指标　身高、体重。

7. 肝功能　谷丙转氨酶、胆红素。

8. 结核菌素试验。

（三）学生健康体检结果评价与反馈

学生健康体检单位在体检结束后，应进行个体与群体健康评价，并向学生、学校、教育行政部门反馈健康评价结果，分析学生主要健康问题，提出改善学生健康状况和进一步检查的建议。

（四）学生健康体检机构资质

1. 具有法人资格，并持有《医疗机构执业许可证》的保健和医疗机构，经向教育行政部门备案后，方可承担中小学生定期健康体检工作；

2. 设有专门的预防性健康体检科室及辅助功能设施，具有独立于诊疗区之外的健康人群体检场所。

（五）体检经费

健康检查费用标准由省级相关部门确定。义务教育阶段学生健康体检的费用由学校公用经费开支，其他学生健康检查费用由省级政府制定统一的费用标准和解决办法。

第四节　学校公共场所卫生执法监督

一、学校公共场所概述

公共场所是为公众提供的从事社会活动（包括工作、生活、服务等）的特定的场所。公共场所是人群高度密集、相对密闭的空间，很多公共用品为多人使用，一旦室内空气污染容易造成健康危害，甚至造成传染病的流行，因此公共场所卫生监督对预防疾病、保障人体健康至关重要。《公共场所卫生管理条例》规定的目前能依法进行卫生监督的公共场所共 7 类 28 种。学校常见的公共场所有游泳场所、公共浴室、图书馆等。

二、学校公共场所卫生监督执法主要依据

（一）法律

学校公共场所卫生监督的主要法律依据有《中华人民共和国传染病防治法》，它是一部预防、控制和消除传染病，保障人体健康和公共卫生的法律。其中第五十三条第一款第六项明确规定县级以上人民政府卫生行政部门对公共场所和有关单位的卫生条件和传染病预防、控制措施进行监督检查。它是对公共场所执行卫生监督工作的法律依据。

（二）法规

学校公共场所卫生监督的主要法规依据有《公共场所卫生管理条例》《学校卫生工作条例》。1987年4月1日国务院发布的《公共场所卫生管理条例》是公共场所卫生监督的第一部法规，是公共场所卫生监督工作开展的基本依据，共有5章19条，对监督内容及罚则都做了规定。

（三）部门规章

学校公共场所卫生监督涉及的规章有《公共场所卫生管理条例实施细则》，该《细则》是2011年3月10日发布，自2011年5月1日正式实施。《细则》在原卫生部1991年3月11日发布的基础上进行了修改，更加适应现今社会的发展需要，对公共场所的卫生管理、卫生监督等相关工作做出明确规定。

（四）规范性文件和相关卫生标准

学校公共场所卫生监督是一项涉及面广的工作，我国针对公共场所制定了一系列规范和标准，这些规范和标准是学校公共场所卫生监督重要的工作依据，是卫生监督检查的内容。与学校公共场所卫生监督工作密切相关的规范有《学校卫生监督工作规范》，对学校卫生监督工作职责、学校卫生监督内容和方法和监督情况的处理做了明确规定。该《规范》第二章第四条规定的学校卫生监督职责中，第五项为学校内公共场所的卫生监督；第三章第十七条具体写明了学校内游泳场所的监督内容和方法。《沐浴场所卫生规范》《游泳场所卫生规范》和《公共场所集中空调通风系统卫生规范》分别对沐浴场所、游泳场馆和公共场所集中空调通风系统的卫生要求、操作卫生要求、人员卫生要求和卫生管理等方面做了详细规定，是我们卫生监督工作的依据。标准是我们判断事物正确与否的尺度，是学校公共场所监督的重要依据，目前与学校公共场所有关的标准有：《游泳场所卫生标准》GB 9667、《公共浴室卫生标准》GB 9665、《图书馆、博物馆、美术馆、展览馆卫生标准》GB 9669、《学校卫生综合评价》GB/T 18205、《室内空气质量标准》GB/T 18883，这些标准分别对公共浴室、游泳场所、图书馆的水质、空气质量、微小气候、噪声、照度、通风、水温等标准值卫生要求做了详细规定，这些标准是学校公共场所卫生监督的

依据,也是行政处罚的举证依据。

上述法律、法规、部门规章、规范和标准构成了整个学校公共场所监管的法律体系。

三、学校公共场所卫生监督内容

（一）游泳场所卫生监督内容

1. 依法办理公共场所卫生许可证　凡是经营性的学校游泳场所开业前应向县级以上地方人民政府卫生行政部门申请办理公共场所卫生许可证,有效期四年。公共场所卫生许可证应当在经营场所醒目位置公示。

2. 从业人员办理健康证　学校游泳场所从业人员上岗前应当取得"健康合格证明"。直接为顾客服务的从业人员,应每年进行健康检查,取得"健康合格证明",同时要进行相关卫生法律法规基本卫生知识和卫生操作技能培训,取得培训合格证后方可从事直接为顾客服务的工作。从业人员卫生知识培训每2年进行1次,"健康合格证明"不得涂改、转让、倒卖、伪造。凡患有痢疾、伤寒、甲型病毒性肝炎、戊型病毒性肝炎、活动性肺结核、化脓性或渗出性皮肤病及其他有碍公共场所卫生的疾病和病原携带者,治愈之前不得从事直接为游泳场所顾客服务的工作。

3. 建立卫生管理制度　包括培训考核制度、自身检查制度、水质循环净化消毒制度、水质监测制度、公共用品清洗消毒更换制度等,配备卫生管理人员。

4. 游泳场所的卫生消毒　游泳场所的通道、浸脚消毒池保持清洁无异味并应定期消毒,通往游泳池走道中间应设有强制通过式浸脚消毒池(池长不小于2m,宽度应与走道相同,深度20cm)和淋浴设施。浸脚消毒池的余氯含量应保持5~10mg/L,须4小时更换1次,儿童涉水池连续供给的新水中余氯浓度应保持0.3~0.5mg/L。

5. 游泳池水质要求　人工游泳池在开放时间内应每日定时补充新水,保证池水水质有良好的卫生状况。

6. 入口处标识牌　入口处应有明显"严禁肝炎、心脏病、皮肤癣疹(包括脚癣)、重症沙眼、急性出血性结膜炎、中耳炎、肠道传染病、精神病、性病等患者和酗酒者进入人工游泳池"的标志。

7. 游泳池水净化消毒工作　人工游泳场所应设置专人负责池水净化消毒工作,并配备足量、符合国家卫生要求的净化、消毒剂。游泳场所应配备余氯、pH、水温度计等水质检测设备。每场开放前、开放时均应进行池水余氯、pH、温度等检测,检测结果应公示并注明测定时间,且记录备查,检测结果应每月上报卫生监督部门。开放期间每月应由当地卫生检验部门进行检测,并出具检验报告。游泳池每年开放前和连续开放期间应对卫生标准规定的全部项目进行检测。

8. 索取相关证件 游泳场所使用的公共用品用具、净化剂、清洁剂、杀虫剂、消毒药剂、消毒设施、饮水设备、急救物品及设施、池水循环净化设备等应按照国家有关规定索取检验合格证。

（二）公共浴室卫生监督内容

学校公共浴室不同于普通浴室，它面对的人群是在校学生，一般没有公用的脸巾、浴巾，公用拖鞋一般很少。学校公共浴室卫生监督主要内容包括：

1. 依法取得卫生许可证 学校浴室开业前应办理公共场所卫生许可证，卫生许可证有效期 4 年。公共场所卫生许可证应当在经营场所醒目位置公示。

2. 从业人员有健康证 学生浴室从业人员上岗前应当取得"健康合格证明"。直接为顾客服务的从业人员，应每年进行健康检查，取得"健康合格证明"，同时要进行卫生法律法规、基本卫生知识和卫生操作技能培训，取得培训合格证后方可从事直接为顾客服务的工作。从业人员卫生知识培训每 2 年进行 1 次，"健康合格证明"不得涂改、转让、倒卖、伪造。从业人员患有有碍公众健康疾病，治愈之前不得从事直接为顾客服务的工作。凡患有痢疾、伤寒、甲型病毒性肝炎、戊型病毒性肝炎、活动性肺结核、化脓性或渗出性皮肤病及其他有碍公共场所卫生的疾病和病原携带者，不得直接从事公共浴室工作。

3. 制定卫生管理制度 包括培训考核制度、自身检查与检测制度、公共用品清洗消毒更换制度、禁浴制度等，设立卫生管理部门或者配备专（兼）职卫生管理人员。

4. 学生浴室卫生设施 设置更衣室、浴室、厕所和消毒间等房间，浴室应设气窗，保持良好通风，气窗面积为地面面积的 5%，并保持良好通风。浴室地面坡度不小于 2%，屋顶应有一定弧度。浴室环境整洁，淋浴喷头间距大于0.9m。

5. 学生浴室消毒 浴室及其卫生间每天清洗消毒，做到无积水、无异味，公共用品用具做到一客一洗一消毒。

6. 学生浴室标识 在浴室明显位置悬挂严禁性病和各种传染性皮肤病患者就浴标志。

7. 学生浴室监测 依照《公共浴室卫生标准》GB 9665，对浴室的二氧化碳、一氧化碳、照度、水温、浴池水浊度等指标进行检测，每年至少监测 1 次。

（三）图书馆卫生监督内容

1. 使用面积超过 300m² 的图书馆应设置机械通风装置；

2. 馆内采用湿式清扫,及时清除垃圾、污物,保持馆内整洁;

3. 厅内自然采光系数不小于 1/6,人工照明应达到光线均匀、柔和、不眩目;

4. 对图书馆内温度、相对湿度、风速、二氧化碳、甲醛、可吸入颗粒物、空气细菌数、噪声和台面照度进行检测,检测每年不得少于 1 次;

5. 若有通风系统的,按照《公共场所集中空调通风系统卫生规范》《公共场所集中空调通风系统卫生学评价规范》《公共场所集中空调通风系统清洗消毒规范》的卫生要求执行。

（四）学校内公共场所集中空调通风系统卫生监督

随着人民生活水平的不断提高,集中空调在学校大型的公共场所广泛使用,对于室内空气品质空调系统一方面可以排除或稀释各种空气污染物和调节室内温湿度,另一方面可以产生污染物并加重其形成,造成不良的室内空气品质。学校内公共场所集中空调通风系统严格按照《公共场所集中空调通风系统卫生规范》《公共场所集中空调通风系统卫生学评价规范》《公共场所集中空调通风系统清洗消毒规范》的卫生要求执行。卫生监督员应监督学校加强集中空调通风系统卫生管理,消除和控制空气传播性疾病传播与流行的潜在危害,保障师生的身体健康。

1. 建立集中空调系统卫生档案,主要包括以下内容:①集中空调系统竣工图;②卫生学检测或评价报告书;③经常性卫生检查及维修记录;④清洗、消毒及其资料记录;⑤空调故障、事故及其特殊情况记录。

2. 定期对集中空调系统进行检查、检测和维护。

3. 定期对集中空调系统下列部位进行清洗:①开放式冷却塔每年清洗不少于 1 次;②空气净化过滤材料应当每 6 个月清洗或更换 1 次;③空气处理机组、表冷器、加热(湿)器、冷凝水盘等每年清洗 1 次。

4. 集中空调系统出现下列情况时,应对相关部位进行清洗消毒:①冷却水、冷凝水中检出嗜肺军团菌;②送风质量不符合国家标准;③风管内表面积尘量、细菌总数、真菌总数不符合风管内表面卫生指标要求。

5. 制定空调系统预防空气传播性疾病的应急预案,主要包括以下内容:①集中空调系统进行应急处理的责任人;②不同送风区域隔离控制措施、最大新风量或全新风运行方案、空调系统的清洗、消毒方法;③集中空调系统停用后应采取的其他通风和调温措施等。

6. 当空气传播性疾病暴发流行时,符合下列条件之一的集中空调系统方可继续运行:①采用全新风方式运行的;②有空气净化消毒装置,并保证该装置有效运行的;③风机盘管加新风的空调系统,能确保各房间独立通风的。

7. 当空气传播性疾病暴发流行时,应每周对运行的集中空调系统的开放式冷却塔、过滤网、过滤器、净化器、风口、空气处理机组、表冷器、加热（湿）器、冷凝水盘等设备或部件进行清洗、消毒或更换。

第五节　学校教学环境和生活设施卫生执法监督

学校教学环境和生活设施卫生执法监督是学校卫生执法监督工作的重要内容之一。根据《学校卫生监督工作规范》，学校教学、生活环境卫生监督内容包括教室人均面积、环境噪声、室内微小气候、采光、照明等环境卫生质量情况；黑板、课桌椅等教学设施的设置情况；学生宿舍、厕所等生活设施卫生情况。

一、教室的卫生监督

（一）检查内容

1. 普通教室人均使用面积。

2. 教室前排课桌前缘与黑板距离。

3. 教室内各列课桌间排列，包括教室内纵向走道宽、后横行走道宽、后排课桌后缘距黑板距离。

（二）检查方法

1. 检查前，与学校保健老师取得联系，了解各教室学生数，通常选择面积相同人数相对较多的教室作为检查对象，检查时间宜选择课间。

2. 使用激光测距仪或皮尺进行现场检测，做好记录。测量时皮尺应拉直，激光测距仪应注意水平位放置。

3. 教室人均使用面积，是按教室使用面积计算，不包括公用面积、墙体面积等。

教室人均使用面积＝被测教室面积（m^2）／该教室学生人数

（三）检查判断

根据《国家学校体育卫生条件试行基本标准》要求：

1. 普通教室人均使用面积：小学不低于 $1.15m^2$，中学不低于 $1.22m^2$。

2. 教室前排课桌前缘与前方黑板应有 2m 以上距离。

3. 教室内各列课桌间应有不小于 0.6m 宽的纵向走道，教室后应设置不小于 0.6m 的横行走道。后排课桌后缘距前方黑板不超过 9m。

二、课桌椅的卫生监督

课桌椅是中小学校的基本设备。儿童青少年的学习生活大部分时间在课桌椅上度过。课桌椅对培养学生正确的姿势习惯，减少疲劳，提高学习效率有重要作用。不适宜的课桌椅对脊柱弯曲异常、近视眼的发生等都有一定影响，也是影响学习作业能力、身体功能状态的重要因素。

（一）检查内容

1. 教室内课桌椅配置数量。

2. 教室内课桌椅型号配置。

（二）检查方法

1. 检查前，与学校取得联系，了解学校课桌椅设置和配置基本信息，根据学校各年级课桌椅型号配置情况，选择检查教室。

2. 上课时，在教室后门查看学生数与课桌椅配置数。

3. 下课后，在学生就座的情况下，抽查1~2列，查看该列就座学生坐姿，是否能做到大腿水平，两足着地（或踏板）；同时对该列前、中、后排课桌椅使用课桌椅测量尺或直尺测量课桌椅的型号或座面高与桌面高，并记录。可根据需要扩大抽查量。

国家要求学生课桌椅按《学生课桌椅功能尺寸及技术要求》GB/T 3976生产。

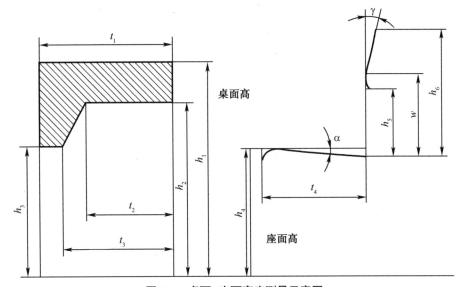

图3-1　桌面、座面高度测量示意图

如图3-1所示，左边是课桌示意，右边课椅示意，各符号含义：

h_1：桌面高

h_2：桌下净空高1

h_3：桌下净空高2

t_1：桌面深、桌下净空深1

t_2：桌下净空深 2

t_3：桌下净空深 3

h_4：座面高

h_6：靠背上缘距座面高

w：靠背点距座面高

t_4：座面有效深

中小学校课桌椅的尺寸如表 3-3 所示。

表 3-3　中小学校课桌椅的尺寸（mm）

尺寸名称	0号	1号	2号	3号	4号	5号	6号	7号	8号	9号	10号
座面高(h_4)	460	440	420	400	380	360	340	320	300	290	270
靠背上缘距座面高(h_6)	350	340	330	320	310	290	280	270	260	240	230
靠背点距座面高（w）	220	220	220	210	210	200	200	190	180	170	160
座面有效深（t_4）	400	380	380	380	340	340	340	290	290	290	260
座面宽(b_3)	≥380	≥360	≥360	≥360	≥320	≥320	≥320	≥280	≥280	≥270	≥270
桌面高(h_1)	790	760	730	700	670	640	610	580	550	520	490
桌下净空高1(h_2)	≥660	≥630	≥600	≥570	≥550	≥520	≥490	≥460	≥430	≥400	≥370
桌下净空高2(h_3)	≥520	≥490	≥460	≥430	≥400	≥370	≥340	≥310	≥280	≥250	≥220
桌面深、桌下净空深1(t_1)	400										
桌下净空深2(t_2)	≥250										
桌下净空深3(t_3)	≥330										
桌面宽(b_1)	600										
桌下净空宽(b_2)	≥440										

表 3-4　中小学校课桌椅型号与使用范围（cm）

课桌椅型号	桌面高	座面高	标准身高[1]	学生身高范围[2]	颜色标志[3]
0 号	79	46	187.5	≥ 180	浅蓝
1 号	76	44	180.0	173 ~ 187	蓝
2 号	73	42	172.5	165 ~ 179	浅绿
3 号	70	40	165.0	158 ~ 172	绿
4 号	67	38	157.5	150 ~ 164	浅红
5 号	64	36	150.0	143 ~ 157	红
6 号	61	34	142.5	135 ~ 149	浅黄
7 号	58	32	135.0	128 ~ 142	黄
8 号	55	30	127.5	120 ~ 134	浅紫
9 号	52	29	120.0	113 ~ 127	紫
10 号	49	27	112.5	≤ 119	浅橙

注：①标准身高系指课桌椅最具代表性的身高。对正在生长发育的儿童青少年而言，常取各身高段的组中值。②学生身高范围 cm 以下四舍五入。③颜色标志即标牌的颜色

（三）检查判断

根据《国家学校体育卫生条件试行基本标准》要求：

1. 教室内在座学生课桌、课椅每人 1 席。

2. 教室内至少应设有 2 种不同型号的课桌椅，且所设的型号与学生身高相符合，即符合表 3-4 要求，或学生就座时能做到大腿水平，两足着地（或踏板）。

三、黑板的卫生监督

（一）检查内容

1. 黑板的质量。

2. 黑板的尺寸。

3. 黑板的设置。

（二）检查方法

1. 检查前，与学校取得联系，了解学校新、改、扩建的相关信息，选择启用年限相对较长的教室作为检查对象。

2. 检查时间选择下课后，打开教室黑板灯，检查黑板破损、挂笔和擦拭情况，在第一排课桌左右两端查看黑板有无眩光；使用激光测距仪或皮尺进行

黑板尺寸和设置的现场检测并记录,测量时皮尺应拉直,激光测距仪应注意水平位和垂直位放置。

（三）检查判断

根据《国家学校体育卫生条件试行基本标准》要求。

1. 黑板应完整无破损、无眩光,挂笔性能好,便于擦拭。

2. 黑板下缘与讲台地面的垂直距离:小学为 0.8~0.9m,中学为 1~1.1m;讲台桌面距教室地面的高度一般为 1.2m。

四、教室采光的卫生监督

教室的采光条件,对保护学生视力,提高学习效果有直接关系。卫生监督对教室自然采光的检查主要就是采光主导方向、采光系数、窗地面积比等 3 项。

（一）检查内容

1. 教室采光方向、墙壁和顶棚颜色、窗户玻璃颜色。

2. 采光系数。

3. 窗地面积比。

（二）检查方法

1. 检查前,与学校取得联系,了解学校新、改、扩建的相关信息,选择启用年限相对较长的教室或位于数学楼底层、单侧采光的教室作为检查对象。

2. 采光方向、墙壁和顶棚颜色、窗户玻璃颜色。

3. 目测教室主采光窗设置方向、墙壁和顶棚颜色、窗户玻璃颜色等情况。

4. 采光系数

（1）测定采光系数的天气条件应选全阴天,测定时应选在 1 天内照度相对稳定的时间内进行,一般选在当地时间上午 10 时至下午 2 时。

（2）教室内,选择光线最差的课桌面(一般为靠墙一排课桌),将照度计置于该课桌面上测量照度,测得数为室内照度值(用照度计测定靠墙一排课桌前、中、后三点课桌面照度后选择最暗一点作为室内照度值)。同时选择室外周围无遮挡的空地,避免直射阳光,在测量室内照度前后各测 1 次室外照度,取 2 次测得数的平均值作为室外照度值。

（3）采光系数=室内照度/室外照度×100%。

（4）注意点

①测量室外照度时,照度计接收器应置于与周围建筑物或其他遮挡物的距离大于遮挡物高度的 6 倍处,即 l 与 h 之比大于 6,如图 3-2 所示。

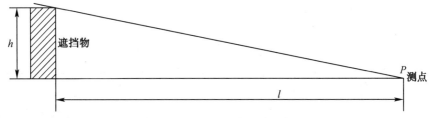

图 3-2　室外照度测点布置示意图

②室内照度与室外照度的测定应同时进行,测定时照度计接收器应水平放置或平放在实际工作面上。

③测定室内照度时,应熄灭人工照明,拉开窗帘。

④防止人员对光线测定的干扰。

5. 窗地面积比

(1)用皮尺或用激光测距仪直接测量教室面积和教室采光窗窗洞总面积(通气窗不是采光窗)。采光窗窗洞面积为图 3-3 黑色框内面积,不包括外周边框的面积。

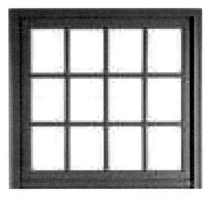

图 3-3　采光窗窗洞面积测量示意图

(2)窗地面积比＝教室采光窗窗洞口总面积／教室面积,以 1 比多少来表示。

(三)检查判断

1. 根据《国家学校体育卫生条件试行基本标准》要求:

(1)单侧采光的教室光线应从学生座位左侧射入,双侧采光的教室主采光窗应设在左侧。学校教室的朝向宜按各地区的地理和气候条件决定,不宜采用东西朝向,宜采用南北向的双侧采光。南外廊北教室时,应以北向窗为主要采光面。

(2)教室墙壁和顶棚为白色或浅色,窗户应采用无色透明玻璃。

（3）教室窗地面积比不应低于1∶5（或玻地比1∶6）。

2. 根据《中小学校教室采光和照明卫生标准》GB 7793要求：

（1）Ⅲ类光气候区教室课桌面上的采光系数最低值不应低于2%。

（2）适用于该标准实施以后，城市、县镇新建、改建和扩建的普通中小学校、中等师范学校和幼儿师范学校。

（3）检测结果用于信息公开或执法时，必须由有资质的检测单位承担检测。

五、教室照明的卫生监督

教室照明和教室采光条件一样，对保护学生视力，提高学习效果有直接关系。

（一）检查内容

1. 课桌面照度及均匀度。

2. 黑板（面）照度及均匀度。

3. 教室灯具设置。

4. 黑板灯设置。

（二）检查方法

1. 检查前，与学校取得联系，了解学校新、改、扩建的相关信息，选择启用年限相对较长的教室或位于教学楼底层、单侧采光的教室作为检查对象。

2. 最佳测定时间为夜间，若白天测定应拉上窗帘。测定前，开启全部教室照明用光源（包括黑板照明灯）10分钟以上，新灯管连续开启50小时以上后检测。测定时，应避免外来光源的干扰，限制教室内人群的走动；测定人员应远离接收器，避开光的入射方向；夏天测定时，应关闭教室电扇。

3. 课桌面平均照度及均匀度

（1）测定点：选择教室左、中、右、前、中、后至少9个桌位的课桌面为测定点，其布点见图3-4：

（2）检测：将照度计置于课桌面照度测定点上并使感光面朝上，分别测定、记录9个课桌面的照度。

（3）计算：

①课桌面平均照度=课桌面各测定点照度之和/测定点数量。

②课桌面照度均匀度=各测定点课桌面最小照度/课桌面平均照度。

4. 黑板（面）平均照度及均匀度

（1）测定点：选择学生上课使用的黑板，将黑板（面）至少按上、中、下、左、中、右均匀分成9格，选每格中心点为测定点，其布点见图3-5：

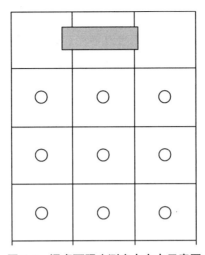

图 3-4　课桌面照度测定点布点示意图

注:"○"为课桌面照度测定点;测定点数量越多,得到的平均照度值越精确,
但测定点间距不应小于 0.5m

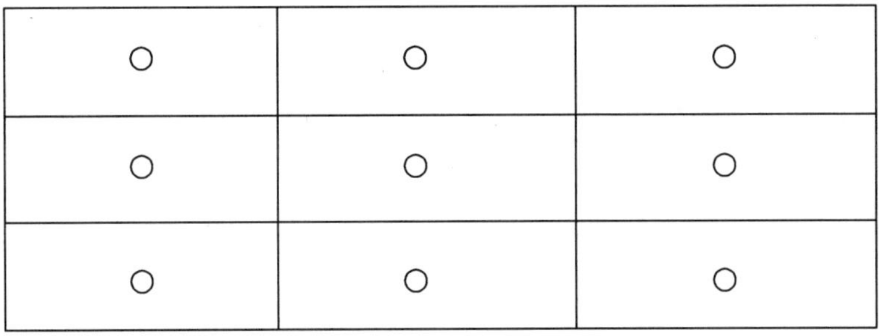

图 3-5　黑板(面)照度测定点布点示意图

注:"○"为黑板(面)照度测定点;测定点数量越多,得到的平均
照度值越精确,但测定点间距宜为 0.5m

（2）检测:将照度计置于黑板(面)照度测定点上并使感光面背向黑板面,
分别测定、记录 9 个黑板(面)的照度。

（3）计算:

①黑板(面)平均照度＝黑板(面)各测定点照度之和／测定点数量。

②黑板(面)照度均匀度＝各测定点黑板(面)最小照度／黑板(面)平均
照度。

5. 教室灯具、黑板灯设置

（1）目测教室、黑板荧光灯数量、灯罩及排列方向,查看荧光灯功率;

（2）测量灯具距桌面的悬挂高度:用激光测距仪、皮尺或卷尺测量教室照明灯具灯管下缘至课桌面之间的垂直距离；测量时皮尺或卷尺应拉直，激光测距仪应注意垂直位放置，并使测量设备在灯管下缘与课桌面之间保持垂直；同一教室内，各照明灯具的悬挂高度可能不一致，应尽量多测量几个灯具的灯桌间距。

（三）检查判断

1. 根据《国家学校体育卫生条件试行基本标准》要求：

（1）课桌面和黑板照度应分别不低于150lx和200lx（即9个检测点的课桌面照度均不低于150lx，黑板照度均不低于200lx），照度分布均匀。自然采光不足时应辅以人工照明。

（2）教室照明应配备40瓦荧光灯9盏以上，并符合节能环保要求。灯管宜垂直于黑板布置。教室照明应采用配有灯罩的灯具，不宜用裸灯，灯具距桌面的悬挂高度为1.7~1.9m。

（3）黑板照明应设2盏40瓦荧光灯，并配有灯罩。

（4）注意点：当教室灯具距桌面的悬挂高度超过1.9m时，不宜判断为不合格，因《中小学校设计规范》GB 50099中规定，灯具悬挂高度距桌面的距离不应低于1.70m。

2. 根据《中小学校教室采光和照明卫生标准》GB 7793要求：

（1）教室课桌面上的维持平均照度值不应低于300lx，其照度均匀度不应低于0.7。

（2）教室黑板应设局部照明灯，其维持平均照度不应低于500lx，照度均匀度不应低于0.8。

（3）适用范围为城市、县镇于该标准实施以后新建、改建和扩建的普通中小学校、中等师范学校和幼儿师范学校。

（4）注意点：检测结果用于信息公开或执法时，必须由有资质的检测单位承担检测。

六、教室微小气候的卫生监督

微小气候可直接影响到体温调节及人体的自我感觉，进而影响身心健康。生长发育中的儿童青少年新陈代谢旺盛，更需要适宜的教室微小气候，使学生感到舒适、神清气爽、注意力集中、学习效率高；相反，则易使他们精神不振、疲倦、头痛、注意力不集中，脑力工作能力下降。在人数密集的教室内，微小气候变化非常快，空气不流通，空气质量将迅速恶化。

（一）检查内容

1. 检查教室通风状况。

2. 测定教室内温度、二氧化碳浓度等。

3. 查阅室内空气质量检测报告,核实教室微小气候符合卫生标准情况。

（二）检查方法

1. 检查前,与学校取得联系,了解学校新、改、扩建的相关信息,选择新装修完的教室、位于教学楼底层、单侧采光的教室作为检查对象。

2. 检查时间选择在每年冬季,一般在当年 11 月至下一年 1 月。

3. 现场检测时,教室宜在实际使用中并有学生在场,教室窗户宜在关闭条件下。

4. 教室内温度测定

（1）测定点:选教室中央距地面 1.0m 高处为测定点。

（2）检测:用干湿球温度计或温湿度计的感温部分置于测定点,测试者眼与水银或酒精液柱的顶点凹面底部在同一水平线上,经过 5 分钟后直接读数。感温部分与人体的距离不宜小于 0.5m,并应避开直射阳光及其他热辐射源。

（3）计算:10 时和 14 时各测 1 次,取平均值作为代表值。

5. 教室内二氧化碳浓度

（1）测定点:选教室中央距地面 0.8 ~ 1.2m 高处为测定点。

（2）检测:用便携式红外线 CO_2 分析器(仪)现场测定,待仪器性能稳定后直接读数。测定时,检测探头尽量远离测试者身体。

（3）计算:10 时和 14 时各测 1 次,取平均值作为代表值。

（三）检查判断

1. 根据《国家学校体育卫生条件试行基本标准》要求

（1）教室应设通气窗,寒冷地区应有采暖设备。

（2）新装修完的教室应进行室内空气检测,符合《室内空气质量标准》GB/T 18883 的可投入使用,并保持通风换气。

2. 根据《中小学校教室换气卫生标准》GB/T 17226、《中小学校教室采暖温度标准》GB/T 17225 要求:

（1）《中小学校教室换气卫生标准》GB/T 17226 实施以后,新建、改建、扩建集中采暖的中小学校普通教室内空气中二氧化碳最高容许浓度为 0.15%。

（2）采暖地区有集中采暖设施的普通中小学校、中等专业学校和技工学校的教室,在学习(授课和自习)时间内,教室中部(距地面 1m 处)的气温应为 16 ~ 18℃,不宜超过 20℃。

（3）注意点:卫生监督员通过现场检测发现普通教室内空气中二氧化碳超过最高容许浓度,可认为该学校集中采暖普通教室的二氧化碳浓度可能不符合国家标准推荐性卫生要求。通过现场检测发现教室中部(距地面 1m 处)的气温达不到要求,可认为该学校集中采暖教室的温度可能不符合国家标准推荐性卫生要求。

一般情况下，推荐性标准不宜作为执法依据。检测结果用于信息公开时，必须由有资质的检测单位承担检测。

七、教室噪声的卫生监督

噪声是指人体不需要，令人烦躁并干扰正常学习、工作、休息的声音。噪声对听觉的损害作用最直接，其损害过程随噪声接触时间的延长而加重，逐步经历听觉适应、听觉疲劳、听觉损伤、噪声性耳聋等4个阶段。儿童青少年长期接触噪声，可导致头痛、头晕、心慌、失眠多梦、记忆力减退等神经衰弱症状。

（一）检查内容

1. 检查教室受噪声干扰情况。

2. 核实噪声符合卫生标准情况。

（二）检查方法

1. 检查学校建筑布局，周围主要噪声来源。

2. 现场检测教室噪声

（1）测定点：选教室中央距地面1.2m高处为测定点。

（2）检测：选择空教室进行测定，当抽检教室有学生在场时，应使学生全部入座并限制活动后进行测定。用声级计现场测定，待仪器性能稳定后直接读数，分别在关窗条件下用声级计现场测定背景噪声或本底噪声，在开窗条件下测定外来声源噪声。

（3）计算

①声级差＝外来声源噪声－背景（本底）噪声。

②按声级值修正表（表3-5）查出对应修正值。

③教室噪声值＝外来声源噪声－修正值。

表3-5　声级值修正表

外来声源噪声与背景（本底）噪声级差 dB	≤ 3	4, 5	6, 7, 8, 9	10
修正值	3	2	1	0

（三）检查判断

1. 根据《中小学校设计规范》GB 50099，学校主要教学用房设置窗户的外墙与铁路路轨的距离不应小于300m，与高速路、地上轨道交通线或城市主干道的距离不应小于80m。

2. 根据《民用建筑隔声设计规范》GB 50118, 学校建筑中一般教室的室内允许噪声级（A 声级）≤ 50dB。

八、学生宿舍的卫生监督

学生宿舍是寄宿制学校生活环境的主要部分, 学生宿舍环境舒适卫生对学生获得良好休息, 进而促进学生生长发育、提高学习效率有重要影响。

（一）检查内容

1. 学生宿舍布局及防护。

2. 居室人均使用面积。

3. 学生宿舍功能设施卫生要求。

（二）检查方法

1. 检查前, 调取《学校卫生被监督单位信息卡》, 以备现场核实。

2. 现场检查学生宿舍布局, 查看男、女生宿舍是否分区或分单元布置; 宿舍一楼出入口及门窗是否设置安全防护设施; 宿舍路灯设置情况。

3. 检查宿舍内床位分配、通风和宿舍卫生设施情况, 测量计算居室人均使用面积。

4. 居室人均使用面积

（1）测定点: 被检查宿舍。

（2）检测: 用皮尺或用激光测距仪测量、计算宿舍内居室使用面积。居室使用面积不含储藏空间面积、卫生室或盥洗室面积、阳台面积等。

（3）计算: 学生宿舍居室人均使用面积＝居室使用面积／宿舍内实际住宿人数。

5. 宿舍设室外厕所与宿舍距离: 用皮尺或用激光测距仪测量宿舍与厕所的直线距离。

6. 检查上铺防护栏安全要求: 用皮尺测量高架床的防跌落板的高度、长度。

（三）检查判断

根据《国家学校体育卫生条件试行基本标准》, 发现任一学生宿舍不符合以下要求, 即判定该学校达不到国家对中小学校生活设施基本标准:

1. 学生宿舍不应与教学用房合建。男、女生宿舍应分区或分单元布置。一层出入口及门窗, 应设置安全防护设施。

2. 学生宿舍的居室, 人均使用面积不应低于 $3.0 m^2$。

3. 应保证学生一人一床, 上铺应设有符合安全要求的防护栏。

4. 宿舍应保证通风良好, 寒冷地区宿舍应设有换气窗。

5. 学生宿舍应设有厕所、盥洗设施。宿舍设室外厕所的,厕所距离宿舍不超过 30m,并应设有路灯。

根据《学生宿舍卫生要求及管理规范》GB 31177 规定,高架床的防跌落板(或杆)高度不应低于 0.25m,长度不应小于床位的 2/3。此要求适用于《学生宿舍卫生要求及管理规范》GB 31177 实施以后的各级各类学校。

九、学生厕所的卫生监督

学生厕所是学校生活环境必不可少的设施。学生厕所一是要与学生生长发育的特点相适应,二是要防止厕所成为传播疾病的污染源。

(一)检查内容

1. 厕所设置情况。

2. 学生厕所配置情况。

3. 厕所卫生无害化情况。

(二)检查方法

1. 检查前,调取《学校卫生被监督单位信息卡》,以备现场核实。

2. 现场查阅,调取学校建立的学校卫生工作档案资料,了解学校男生数、女生数、厕所分类与设置等情况。学校若不能提供相关资料,需要卫生监督员逐一收集相关信息,并辅导学校建立学校卫生工作档案。

3. 现场检查,不同类型厕所至少检查 1 个。查看厕所设置情况,卫生无害化情况。现场检测厕所配置,用皮尺或用激光测距仪测量男生小便槽长度,记录男、女生蹲位数,测量小学蹲位宽度。学生厕所配置情况不含教职工专用厕所。

(三)检查判断

根据《国家学校体育卫生条件试行基本标准》要求:

1. 新建教学楼应每层设厕所。独立设置的厕所与生活饮用水水源和食堂相距 30m 以上。

2. 女生应按每 15 人设一个蹲位;男生应按每 30 人设一个蹲位,每 40 人设 1m 长的小便槽。

3. 厕所内宜设置单排蹲位,蹲位不得建于蓄粪池之上,并与之有隔断;蓄粪池应加盖。小学厕所蹲位宽度(两脚踏位之间距离)不超过 18cm。

4. 厕所结构应安全、完整,应有顶、墙、门、窗和人工照明。

第四章

学校卫生综合评价

2012 年国家卫生计生委（原卫生部）和国家标准化管理委员会联合发布和实施的国家标准《学校卫生综合评价》（GB/T 18205—2012）（以下简称《学校卫生综合评价》），对学校卫生工作模式的转变奠定了良好的理论基础，也将对学校卫生工作全面、协调、可持续发展起到重要推动作用。卫生监督机构应用《学校卫生综合评价》开展学校卫生监督工作，对学校卫生实施综合评价，以达到改善学校卫生总体状况、提高卫生监督效能的目的。

第一节　学校卫生综合评价概述

《学校卫生综合评价》确定了学校卫生综合评价的内容、学校卫生综合评价方法、结果判定以及在学校卫生监督工作中的应用。学校卫生综合评价体系设定了 3 个子体系：一是学校卫生管理（监督）指标体系；二是学校卫生监测指标体系；三是综合判定体系。

一、学校卫生综合评价实施的背景、目的和意义

（一）背景

1. 党和政府高度重视学生健康工作、重视学校卫生工作　青少年身心健康关系到民族素质和国家未来发展。广大青少年身心健康、体魄强健、意志坚强、充满活力，是一个民族旺盛生命力的体现，是社会文明进步的标志，是国家综合实力的重要方面。学校卫生工作关系到学生的健康发展，关系到中华民族整体素质和国家未来的长远大计。

党和政府高度重视青少年身心健康。2007 年党中央国务院颁布《中共中央　国务院关于加强青少年体育增强青少年体质的意见》（中发〔2007〕7 号，简称"中央 7 号文件"），文件提出要使我国青少年普遍达到国家体质健康的基本要求，耐力、力量、速度等体能素质明显提高，营养不良、肥胖和近视的发生率

明显下降。2010 年以来国家卫生计生委(原卫生部)、教育部联合下发《关于进一步加强学校卫生管理和监督的通知》等系列文件,制定了多项有关儿童青少年身体健康方面的国家卫生标准,这些规范性文件和卫生标准,对开展学校卫生工作,保障学生身体健康都提出了明确的具体要求。"十三五"全国卫生计生监督工作规划,要求开展学校卫生综合监督评价工作,对传染病预防控制、饮用水卫生和教学环境等进行系统评价,促进学校全面落实卫生要求。

学校卫生监督是维护青少年身心健康的保障。学校卫生工作中的学校卫生监督工作是卫生监督工作的重要组成部分,是维护广大青少年身体健康的重要保障。国家卫生计生委为持续发展学校卫生监督工作,积极探索学校卫生监督管理模式,将《学校卫生综合评价》作为创新学校卫生监督工作模式的理论基础,建立起一个科学合理的学校卫生监督量化分级、卫生信誉度等级评价体系,并于 2014 年、2015 年、2016 年连续下发文件,要求在全国开展中小学校卫生综合评价。

2. 学校卫生综合评价是学校卫生标准体系中重要的内容 学校卫生标准是对儿童青少年的学习生活环境、教育过程、心理、行为和疾病预防控制等各种因素做出的技术规定。学校卫生标准涉及的人群对象是 0~18 岁的儿童、青少年和在校大学生。

根据《学校卫生工作条例》等法律法规,国家制定了多项学校卫生标准。学校卫生综合评价是学校卫生标准体系中重要标准之一。

学校卫生标准是进行学校卫生监督执法的重要依据。通过学校卫生监督执法工作的开展,既贯彻执行了学校卫生标准,又改善了学校教学、生活环境卫生,强化了学生健康教育,规范了学生健康检查及管理等要求。

(二)目的和意义

国家卫生计生委(原卫生部)、国家标准化管理委员会于 2012 年 12 月 31 日发布,2013 年 5 月 1 日实施《学校卫生综合评价》。

实施学校卫生综合评价是以保障学生身体健康为总体目的,以解决学校卫生管理、学校卫生监督、学校疾病预防控制、学校卫生教学、学校卫生科研等问题为主要目的。

对学校实施卫生综合评价意义深远。一是标志着我国学校卫生监督监测工作迈进更加科学、规范的轨道,奠定了学校卫生监督监测工作模式转变的理论基础,为学校卫生工作者开展学校卫生监督监测、科学研究、教学培训等提供了依据;二是将推动国家各项卫生法律、法规、标准在学校领域内的贯彻执行,推动学校卫生工作进一步开展;三是将提高各级各类学校对学校卫生工作的重视程度,提高自身学校卫生工作意识,提高保障广大学生的身体健康工作的主动性。

二、学校卫生综合评价的依据

学校卫生综合评价是依据我国现行有效的有关儿童青少年身体健康、学校卫生的法律、法规、规章、标准和规范性文件实施的。

1. 开展学校卫生综合评价的法律依据　《中华人民共和国义务教育法》《中华人民共和国未成年人保护法》《中华人民共和国传染病防治法》《中华人民共和国食品安全法》《中华人民共和国执业医师法》《中华人民共和国突发事件应对法》是实施学校卫生综合评价的基本依据。

2. 开展学校卫生综合评价的法规、规章依据　《学校卫生工作条例》《公共场所卫生管理条例》《医疗机构管理条例》《护士条例》《医疗废物管理条例》《疫苗流通和预防接种管理条例》《突发公共卫生事件应急条例》《传染病防治法实施办法》《生活饮用水卫生监督管理办法》《公共场所卫生管理条例实施细则》《医疗机构管理条例实施细则》《医疗废物管理行政处罚办法(试行)》《国家突发公共卫生事件应急预案》《医疗卫生机构医疗废物管理办法》《消毒管理办法》《医院感染管理办法》《中小学幼儿园安全管理办法》《突发公共卫生事件与传染病疫情监测信息报告管理办法》和《中共中央　国务院关于加强青少年体育增强青少年体质的意见》等法规和规章也是开展学校卫生综合评价的重要依据。

3. 开展学校卫生综合评价的规范性文件依据　学校卫生综合评价除依据有关法律法规、规章、标准之外，国家卫生计生委、教育部等行政部门发布的规范性文件也是开展综合评价的依据，比如，《学校卫生监督工作规范》《全国卫生监督机构工作规范》《学校和托幼机构传染病疫情报告工作规范(试行)》《学校结核病防控工作规范(试行)》《生活饮用水集中式供水单位卫生规范》《医疗机构基本标准(试行)》《诊所基本标准》《沐浴场所卫生规范》《游泳场所卫生规范》《国家突发公共卫生事件相关信息报告管理工作规范(试行)》《卫生监督信息报告管理规定》和《中小学生健康体检管理办法》这些规范性文件，都是相关部门开展现行卫生综合评价的依据。

4. 开展学校卫生综合评价依据的相关国家标准　学校卫生标准是国家卫生标准体系中的重要部分。国家卫生计生委根据《学校卫生工作条例》等法律法规制定的现行有效的学校卫生标准有33项。其中国家标准24项，卫生行业标准9项。学校卫生标准是对儿童青少年的学习生活环境、教育过程、心理、行为和疾病预防控制等各种因素做出的技术规定。开展学校卫生综合评价须依据其中多项标准才能完成。

学校卫生标准是监督执法的重要依据。学校卫生标准是贯彻执行有关学校卫生法规，进行学校卫生监督执法的重要技术依据。通过贯彻执行学校卫生标准,可以改善学校教学、生活环境卫生,保证儿童青少年用品的安全、卫生,提高学生生活服务质量,规范学生健康检查及管理要求,对保障和促进我国2亿多儿童青少年的健康成长,提高未来国民素质具有深远影响。

《学校卫生综合评价》是学校卫生标准体系框架中的国家标准之一,开展学校卫生综合评价还须依据其他多项标准才能完成。除学校卫生标准体系中的国家标准以外,《学校课桌椅功能尺寸及技术要求》(GB/T 3976)、《中小学校教室采光和照明卫生标准》(GB 7793)等10余部国家标准也是开展学校卫生综合评价的依据。

三、学校卫生综合评价的适用范围

《学校卫生综合评价》按照学校的分类规定了哪些学校可以实施综合评价,此外,还根据学校卫生评价项目、指标的要求,规定了学校卫生的哪些内容适合综合评价。

1. 学校卫生综合评价对象　适用于全日制小学(含民办小学)、初级中学、高级中学(含中等职业学校、民办中学)和普通高等学校(含民办高等学校、独立院校)各项卫生状况的综合评价。

2. 学校卫生综合评价　规定了学校卫生综合评价项目、评价方法以及综合评价判定。全面规范了学校教学环境、生活环境卫生管理(监督)和监测,如采光、照明、教室人均面积、宿舍、食堂等,涵盖了学生在校期间吃、住、学多方面的活动范围的卫生管理(监督)和监测。

3. 学校卫生综合评价内容涉及的专业多　涉及对食品安全(卫生)、饮用水卫生、公共场所卫生、传染病防控卫生、学校学习环境卫生、学生用品、保健用品卫生等多个专业的评价。

四、学校卫生综合评价的应用

(一)学校卫生综合评价结果应用的必要性

1. 实施学校卫生综合评价是国家学校卫生监督的工作要求　国家卫生计生委(原卫生部)发布的《学校卫生监督工作规范》规定,省级卫生行政部门要制定全省(区、市)学校卫生监督工作制度、规划和年度工作计划并组织实施,根据学校卫生监督综合评价情况,突出重点,确定日常监督内容和监督覆盖率、监督频次。

2. 学校卫生现状需要一个相对统一的方式开展学校卫生工作　目前我国学校卫生现状决定了开展学校卫生工作需要实施综合评价的方式。一是地区经济、文化发展不平衡以及学校卫生监督工作开展的不均衡;二是学校卫生专业性强涉及专业多,需要综合平衡、统筹;三是国家相关部门对学校卫生方面的有关规定不一致,需协调统一。

（二）学校卫生综合评价结果应用

《学校卫生工作条例》规定了教育行政部门负责学校卫生的行政管理,卫生计生行政部门负责学校卫生监督、学校负责日常学校卫生的管理工作。对于学校卫生监督、监测、管理的内容,卫生计生行政部门、教育行政部门、学校等相关单位都可以按照学校卫生综合评价体系对学校卫生工作实施评价,得出评价结果,用以评估学校卫生的风险等级和信誉度。

1. 卫生计生部门的应用 卫生计生行政部门、卫生监督机构、疾病预防控制机构在日常学校卫生监督监测工作中,应用学校卫生综合评价体系,得出评价结果,评估学校卫生监督状况、监测状况。

2. 教育部门的应用 教育行政部门应用学校卫生综合评价体系,得出评价结果,评估辖区内学校卫生状况。

3. 各级各类学校的应用 学校应用学校卫生综合评价体系自查、自评本校的卫生状况。大、中、小学校在日常学校卫生检查评定工作中,可以应用综合评价体系,得出评价结果,评估自身学校卫生状况。

（三）学校卫生综合评价结果的社会效益

学校实施卫生综合评价的结果,其社会效益凸显,符合我国各级各类学校卫生现状。一是学校卫生综合评价的实施,对我国学校办学条件及基本卫生状况的改善起到进一步推进作用,为保障广大儿童青少年的身体健康提供基础条件;二是学校卫生综合评价的实施与目前我国各级各类学校实际发展水平相适应。

五、学校卫生综合评价项目

学校卫生综合评价的项目分为管理(监督)和监测两部分。

1. 管理 包括突发公共卫生事件、传染病预防控制、常见病与多发病、学校食品安全、生活饮用水卫生、教室环境卫生、生活环境卫生和公共场所卫生8个项目。

2. 监测 包括学校食品安全(食饮具消毒)、生活饮用水卫生、教室环境卫生、生活环境卫生和公共场所卫生5个项目。

第二节 学校卫生管理(监督)综合评价

学校卫生监督综合评价体系(school health comprehensive evaluation system)包括评价项目和指标、评价方法、结果的判定3部分。根据学校是否为寄宿制等具体情况来确定评价项目和指标,掌握评价方法后,实施现场逐项检查,根据检查结果进行评价及结果判定。

一、评价的项目和指标

学校卫生监督评价共包括突发公共卫生事件管理(监督)、传染病预防控制管理(监督)等8个项目,每个评价项目包括多项评价指标。

(一)突发公共卫生事件管理(监督)

突发公共卫生事件管理(监督)是学校卫生监督评价体系中的重要项目,通过对以下8项指标的现场检查后实施评价。

1. 建立校长为第一责任人制度。

2. 建立突发公共卫生事件应急处理领导小组。

3. 制定学校突发公共卫生事件应急处理预案。

4. 建立突发公共卫生事件报告制度。

5. 有专职或兼职报告人。

6. 定期(每学期1次)开展防控突发公共卫生事件宣传教育活动。

7. 每学年开展1次突发公共事件应对演练。

8. 因校方责任发生的其他突发公共卫生事件。

其中建立校长为第一责任人制度,强调的是因为学校的原因引发的突发公共卫生事件,责任由校长来承担。

(二)传染病预防控制管理(监督)

在日常监督工作中,传染病预防控制管理(监督)的监督内容比较多,但对以下10项指标现场检查后,可以评价学校传染病预防控制管理工作的情况。

1. 有校长为第一责任人的传染病预防控制工作小组。

2. 有传染病疫情报告制度。

3. 有专人负责疫情报告。

4. 有晨检制度。

5. 有新生入学接种卡(证)查验制度,有学生因病缺勤登记、追踪制度和复课证明查验制度。

6. 定期(每学期1次)开展预防传染病知识的宣传活动。

7. 寄宿制或600名学生以上非寄宿学校配备卫生专业技术人员。

8. 600名以下非寄宿学校配备保健教师或卫生专业技术人员。

9. 寄宿学校应设立卫生室,非寄宿学校视规模设卫生室或保健室。

10. 因校方责任发生传染病暴发流行。

其中有校长为第一责任人的传染病预防控制工作小组这一指标,在现场检查过程中,要以学校下发的专门文件为准。

（三）常见病与多发病管理（监督）

学生常见病和多发病是日常学校卫生监督工作中的基本内容，对以下8项指标开展检查后，可以对学生常见病与多发病管理（监督）实施评价。

1. 建立学生健康体检档案。

2. 建立体检异常学生登记记录。

3. 建立体检结果向家长反馈制度。

4. 制定学生常见病与多发病防治计划、措施。

5. 开展预防近视专题宣传活动。

6. 每年实施1次学生健康体检。

7. 定期（每学期1次）开展健康生活方式、营养和慢性病预防知识教育和宣传活动。

8. 校医院、卫生所、卫生室、医务室有《医疗机构执业许可证》。

在检查建立学生健康体检档案、建立体检异常学生登记记录这2项指标时，要逐一核对每名学生的健康档案及体检异常记录建立情况。

（四）学校食品安全管理（监督）

学校应当认真贯彻食品安全法律、法规，加强饮食卫生管理，办好学生膳食，加强营养指导。学校食品应符合《食品安全法》中的有关规定。监督检查包括学校自建的学生食堂、校外加工制作学校定制的外供快餐及学校内的食品超市（食杂店），根据检查情况实施评价。

1. 学生食堂　通过对以下11项指标的现场检查后，实施评价。

（1）餐饮服务许可证有效。

（2）从业人员持健康证明。

（3）从业人员有食品安全知识培训证明。

（4）有各项食品安全管理制度。

（5）食品生产加工条件符合要求。

（6）食（饮）具实施消毒。

（7）食（饮）具消毒情况监测频率符合规定要求（至少1次/月）。

（8）从业人员个人卫生符合要求。

（9）烹饪加工要烧熟煮透（中心温度在70℃以上）。

（10）原料采购、运输和储藏条件符合要求。

（11）有索证索票制度、建立台账。

2. 外供快餐　通过对以下3项指标的检查后，实施评价。

（1）供餐单位食品生产或餐饮服务许可证有效。

（2）包装、运输和分发条件应符合要求。

（3）一次性餐盒符合要求。

3. 超市(食杂店)　通过对以下 6 项指标的现场检查后,实施评价。

(1)食品流通许可证有效。

(2)从业人员持健康证明。

(3)从业人员有食品安全知识培训证明。

(4)有食品进货查验记录制度。

(5)按照保证食品安全的要求贮存食品。

(6)不得有变质或超过保质期的食品。

4. 因校方责任发生集体性食品安全事故　这项指标是重点评价指标,是指经政府有关部门确认是由于学校责任引发的食品安全事故后,在评价中可以直接确认学校食品安全管理项目不合格。

（五）生活饮用水卫生管理(监督)

学校应该为学生提供充足的符合卫生标准的饮用水。学校内的生活饮用水主要通过对以下 10 项指标的现场检查后,实施评价。

1. 集中式供水依法取得卫生许可证。

2. 二次供水蓄水设施定期(每年 1 次)清洗、消毒。

3. 分散式供水有卫生安全防护设施并对水质进行消毒。

4. 建立供水卫生管理制度。

5. 涉水产品符合相关卫生要求。

6. 配备专(兼)职供水人员。

7. 水质监测频率符合当地规定要求。

8. 供水人员持健康证明上岗。

9. 供应饮用水水质符合卫生要求。

10. 因校方责任发生校内生活饮用水污染事故。

学校内的自建集中式供水需取得卫生许可证后方可供水,现场检查过程中要核对卫生许可证是否有效。第 10 项因校方责任发生校内生活饮用水污染事故这项指标是关键评价指标,是指经政府有关部门确认是由于学校责任引发的校内生活饮用水污染事故后,在评价中可以直接确认生活饮用水卫生管理(监督)项目不合格。

（六）教室环境卫生管理(监督)

教室设备、采光、照明、微小气候和环境噪音等应符合国家《中小学校设计规范》(GB 50099—2011)的规定。通过对以下各项指标的现场检查后实施评价。

1. 课桌椅　通过对每间教室内最少设 2 种不同型号的课桌椅及每人 1 席两项指标的检查情况,对教室课桌椅实施评价。

2. 黑板　通过对教室内黑板的有无破损、有无眩光 2 项指标的检查情况,对教室课桌椅实施评价。

3. 教室采光 通过对教室的墙壁和顶棚为白色或浅色,窗户为无色透明玻璃及单侧采光光线应从座位左侧入,双采光主采光窗应设在左侧这些指标的检查情况,对教室采光实施评价。

4. 教室照明 通过对教室内的灯管是否垂直布置于黑板、是否采用控照式灯具,不宜用裸灯这些指标的现场检查,对教室照明实施评价。

5. 微小气候 通过对教室是否设通气窗,寒冷地区是否有采暖设备2项指标的检查,对教室微小气候实施评价。

6. 噪声 通过对教室是否受音乐室等外界环境干扰这一指标的检查,对学校噪声实施评价。

7. 教室环境卫生评价 需现场核查有资质的监测机构出具的监测报告是否有效、监测频率是否符合规定。

（七）学校公共场所和宿舍卫生监督

按照《学校卫生工作条例》的规定,"学校应当建立卫生制度,加强对学生个人卫生、环境卫生以及教室、宿舍卫生的管理。"此外,学校的公共场所,如公共浴池、游泳馆、体育馆、图书馆亦应按照相应的法律法规、卫生标准的规定进行卫生监督,实施评价。

1. 厕所 通过对教学楼每层是否设置厕所、室内厕所是否有洗手设备、独立设置的厕所与生活饮用水水源和食堂相距是否30m以上、旱厕内有无蝇、蛆等指标的现场检查,对学校学生使用厕所实施评价。

2. 学生宿舍 通过对寄宿制学校内男、女生宿舍分区或分单元布置情况、是否设置在地下室或半地下室、能否保证学生一人一床、保证通风良好(寒冷地区宿舍是否设有换气窗)、宿舍内是否设有厕所、盥洗设施、是否有卫生管理制度等指标的检查,对学生宿舍实施评价。

3. 公共浴池 通过对学校内的公共浴池是否依法取得卫生许可证、从业人员是否有健康证明、是否建立浴室卫生消毒制度、是否是有资质的监测机构出具的监测报告,监测报告是否有效、监测频率是否达到1次以上/年等指标的检查,对学校内公共浴池实施评价。

4. 游泳馆 通过对学校内的游泳馆是否依法取得卫生许可证、是否建立健全卫生管理制度、游泳场所的通道及卫生设施是否定期消毒、保持清洁、是否做到无异味、是否是有资质的监测机构出具的监测报告、监测频率符合规定(1次以上/年)的检查,对学校游泳馆实施评价。

5. 体育馆 通过对学校内的体育馆馆内环境清洁卫生状况、是否立有"禁止吸烟"标识、监测频率是否符合规定(1次以上/年)等指标的检查,对学校体育馆实施评价。

6. 图书馆　通过对馆内是否采用湿式清扫，是否保持馆内整洁，是否立有"禁止吸烟"标识及监测频率符合规定（1次以上/年）等指标的检查，对学校图书馆实施评价。

二、评价方法

根据学校卫生相关法律、法规、规章、标准的规定，学校卫生监督的综合评价根据学校卫生监督检查项目内容的不同，需采用不同的评价方法开展评价。具体评价实施3个基本步骤，一是确定检查单位，分别采取以学校为单位或以学校下设的部门为单位；二是清晰检查方法，采用现场核查与资料审核为主的方法，个别项目中的指标检查需现场测量；三是掌握评价方法。

在进行8个评价项目的评价过程中还分别有如下具体要求：

1. 突发公共卫生事件　以学校为单位，检查学校突发公共卫生事件防控工作情况。

2. 传染病预防控制　对学校传染病预防控制管理的评价宜遵循以下方法：

（1）以学校为单位，检查学校传染病预防管理、疫情报告、传染病控制以及预防接种等工作情况。

（2）以学校设置的校医院、卫生所、卫生室、保健室为对象，对其执行《中华人民共和国传染病防治法》的相关工作进行检查。

3. 常见病与多发病　以学校为单位，检查学校常见病与多发病管理工作情况。

4. 学校食品安全　对学校食品安全管理的评价宜遵循以下方法：

（1）以每个食堂、外供快餐单位和超市（食杂店）为评价单位。

（2）如学校没有食堂，而有外供快餐，则以加工外供快餐的单位和学校分餐环节为评价单位。

（3）学校设有多个食堂，应先评出每个单位得分，将各单位得分相加，取平均分数为该项目的得分。

5. 生活饮用水卫生　对学校集中式供水、二次供水、小型集中式供水及分散式供水，进行卫生管理情况检查。

6. 教室环境卫生　以学校教室为单位，检查教室人均面积、课桌椅、黑板、教室采光、教室照明、微小气候、噪声等项目符合要求情况。

7. 生活环境卫生　以学校内厕所、学生宿舍为单位，检查其符合要求情况。

8. 公共场所卫生　以学校内公共浴池、游泳场所、体育馆和图书馆为单位，检查其符合要求情况。

三、管理（监督）结果的综合判定

《学校卫生综合评价》中的表 A.1 管理（监督）部分规定各项目指标的内容及分值，总分值为 100 分，分为八部分，其中突发公共卫生事件 10 分、传染病预防控制 15 分、常见病与多发病 10 分、学校食品安全 20 分、生活饮用水卫生 10 分、教室环境卫生 15 分、生活环境卫生 9 分、公共场所卫生 11 分，各项目具体记分及标化得分须按照表 A.1 规定执行，并应遵循以下原则：

1. 在管理（监督）项目评价中，评价指标有 ※ 为重要指标，若该指标不合格，本项目不得分；※※ 为关键指标，若该指标不合格，直接评价该校为学校卫生不合格。

2. 教室环境卫生管理（监督）项目中各指标得分应为抽样检查教室数的平均分，普通高等院校不参加此项评价。

3. 有合理缺项时，总分中减掉该项目分值后，为应得分，即：管理（监督）应得分 =100- 合理缺项项目总分，如缺少学生宿舍，总分值中应减掉学生宿舍的单项分值。

4. 管理（监督）项目评价综合判定　标化后得分 =（各项实际得分的总和 / 应得分）×100。

第三节　学校卫生监测综合评价

学校卫生监测结果是实施学校卫生监督工作的重要依据，是学校卫生综合评价工作的重要组成部分。因此，保证监测数据的准确、科学、合理、可比性，是对实施学校卫生监测工作的首位要求。

一、监测评价的基本原则

为了保证学校卫生监测综合评价结果的科学、合理，监测评价工作必须符合以下原则：

1. 标准化原则（the standardization principle）　监测、检测工作严格按国家标准操作，评价工作按国家最新卫生标准进行。如，目前学校卫生综合评价依据的是《学校卫生综合评价》（GB/T 18205—2012），《学校卫生综合评价》中照明检测的方法依据《照明测量方法》（GB/T 5700），在进行照明检测的时候就要严格按照《照明测量方法》（GB/T 5700）进行。因为，照明测量方法引用时没有注明年代编号，因此当《照明测量方法》（GB/T 5700）更新时，照明检测方法就要随着标准的更新而改变，按更新后的标准进行。

2. 整体化原则（the integrative principle）　学校卫生综合评价是针对学校

整体卫生工作进行的评价,《学校卫生综合评价》中涉及的专业范畴包括学校卫生、环境卫生、传染病等多个领域,监测、检测工作由各级疾控中心、学校、卫生监督机构统一协调才能完成,因此在实施评价过程中要突出整体化原则。

3. 可持续发展原则(the principles of sustainable development) 考虑到学校卫生和学生健康保护工作面临的新问题、热点问题,在完成基本检测项目的基础上,监测机构可以根据自己的监测、检测能力和需求扩大监测、检测的内容,以获得更全面的信息,为政府部门的决策提供依据。

二、监测评价的工作要求

为了保证监测检测数据的准确性,确保评价结果科学合理,现场检测前要做好充足的准备,现场监测中要加强质量管理,严格按照操作规范执行,检测工作完成后要及时总结。具体工作要求如下:

1. 抽样方法要具有代表性 比如教室环境卫生相关指标监测进行抽样过程中,要按学校教室的结构、层次、朝向、单侧采光、双侧采光的不同类型确定监测教室数,抽取有代表性的教室作为样本进行检测。

2. 检测人员要严格按照操作规范进行检测 检测人员应熟悉现场检测设备操作规程,接受过专用仪器的技能培训,并经考试合格后持证上岗。应至少有 2 个检测人员参与检测,并填写检测中的各项记录,记录由复核人进行核对。值得注意的是,采光、照明等项目的检测人员的姿势和着装会影响监测结果。比如,检测人员穿浅色衣服进行检测,会因为反光导致检测结果偏高,因此检测人员不能穿浅色衣服参加采光、照明的检测工作;再比如,检测人员如果站在检测点与光源之间,会遮挡光源,导致检测结果偏低,因此检测过程中检测人员需要选择合适的位置和姿势,避免对光源的遮挡。

3. 仪器设备的精度和测量范围应符合标准方法或相关检定规程的要求 对于目前常用的几种现场检测仪器,具体按以下要求进行:

(1)照度计:根据《采光测量方法》(GB/T 5699—2008)和《照明测量方法》(GB/T 5700—2008)的要求,照度计应不低于一级,量程应满足 $0.1 \sim 10^5$ lx,相对示值误差 $\leqslant \pm 4\%$。另外,照度计在计量认证中属于强检的设备,每年应进行检定,检测者要正确使用校准证书中给定的修正因子。修正因子的具体使用方法为:①校准证书中给定了线性方程,可将现场读取的检测结果直接代入该方程修正;②校准证书中只给定了标准值和所校准仪器的显示值,使用该仪器时,应建立该标准值和仪器显示值的回归方程,建立的回归方程相关系数至少在 0.99 以上,现场读取的检测结果即可直接代入该方程修正,该方程随着每年校准结果的不同应注意及时修正;③校准证书中给定的不同范围修正值,应根据实际应用情况建立方程或应用插入法等方法使用。

（2）二氧化碳分析仪：根据《一氧化碳、二氧化碳红外线气体分析器检定规程》（JJG 635—1999），二氧化碳分析仪应不低于二级。

（3）温度计：依据《中小学校教室采暖温度标准》（GB/T 17225—1998），教室温度测量的仪器为干湿球温度计，该仪器温度测定的准确度为 ±0.5℃，温度计检定时应在 10～40℃ 之间至少校准 3～4 个点。

（4）声级计：声级计应选用测量仪器精度为 2 型及 2 型以上的积分平均声级计、环境噪声自动监测仪器或普通声级计，其性能需符合《电声学声级计 第 1 部分：规范》（GB/T 3785.1—2010）和《积分平均声级计》（GB/T 17181—1997）的规定，并定期校验。依据《声环境质量标准》（GB 3096—2008）要求，测量前后使用声校准器校准测量仪器的示值偏差不得大于 0.5dB，否则测量无效。

（5）测量尺：学生身高及课桌椅型号测量尺、钢卷（直）尺、激光测距仪每年均应进行校验。

三、综合评价的监测内容与方法

学校卫生监测综合评价内容主要包括学校食品安全、生活饮用水卫生、教学环境卫生、生活环境卫生等方面。

1. 学校食品安全监测　采用的是食（饮）具消毒监测指标。按照《食（饮）具消毒卫生标准》（GB 14934），监测食（饮）具消毒的感官指标、理化指标、细菌指标。

对学校食堂的食（饮）具消毒监测评价宜遵循 2 条原则：①以每个食堂为单位进行抽检食（饮）具，进行评价；②监测方法执行《食品微生物学检测》（GB 4789）的所有内容。

2. 生活饮用水卫生监测　根据《生活饮用水卫生标准》（GB 5749）的规定，对细菌总数、总大肠菌群、消毒剂余量、色度、浑浊度、臭和味、肉眼可见物、pH 进行检测。各地还可根据当地水源水质的实际情况，增加相应的监测项目。

对于学校内生活饮用水卫生监测方法：在学校内选取 1 个以上的取水点，依据《生活饮用水标准检验方法》（GB/T 5750）中规定的方法进行现场检测和实验室检测。

3. 学校教室环境卫生监测　学校教室环境卫生监测主要内容包括教室人均面积、课桌椅、黑板、教室采光、教室照明、教室微小气候和噪声等核心指标。

凡是对学校教室环境的评价项目，均应根据学校教室设置状况进行抽样。按照学校教室的结构、层次、朝向、单侧采光、双侧采光的不同类型确定监测教室数，抽取有代表性的教室作为样本进行检测。一般抽取教室数不少于6间。

教学环境相关指标的监测和评价均应依据相应的国家标准规定的检测方法进行。具体监测与评价依据如下：

（1）教室人均面积指标依据《学校卫生综合评价》（GB/T 18205—2012）中规定的方法进行检测，依据《中小学校设计规范》（GB 50099）中规定的标准进行评价。

（2）课桌椅指标依据《学校课桌椅功能尺寸及技术要求》（GB/T 3976）的规定，测量课桌高度、课椅高度，判定课桌椅分配符合率情况。

（3）黑板指标主要是黑板反射比：按照《学校卫生综合评价》（GB/T 18205—2012）中规定的方法进行黑板反射比的检测，按照《书写板安全卫生要求》（GB 28231）、《中小学校教室采光和照明卫生标准》（GB 7793）和《中小学校设计规范》（GB 50099）规定的标准评价黑板反射比。

（4）教室采光指标主要包括采光系数、后墙壁反射比、窗地面积比：根据《采光测量方法》（GB/T 5699）和《学校卫生综合评价》（GB/T 18205—2012）规定的测量方法监测教室采光系数、后墙壁反射比、窗地面积比，并依据《中小学校教室采光和照明卫生标准》（GB 7793）和《中小学校设计规范》（GB 50099）进行评价。

（5）教室照明指标主要有照明状态下的课桌面平均照度、黑板面平均照度、灯桌距离：根据《照明测量方法》（GB/T 5700）规定的方法测量并计算课桌面平均照度和黑板面平均照度，依据《中小学校教室采光和照明卫生标准》（GB 7793）对教室照明状态下课桌面平均照度、黑板面平均照度、灯桌距离进行评价。

（6）教室微小气候指标主要包括室内二氧化碳浓度和室内温度：室内二氧化碳浓度的监测方法要按照《公共场所卫生检验方法 第1部分：物理因素》（GB/T 18204.1—2013）中规定的二氧化碳浓度的测量方法进行；室内温度按照《中小学校教室采暖温度标准》（GB/T 17225）规定的方法进行检测。室内二氧化碳浓度和室内温度的测定时间应为每年的冬季，一般在当年11月至下一年1月，监测当天10时和14时各测1次，取平均值作为代表值。监测后依据《中小学校教室换气卫生标准》（GB/T 17226）、《中小学校教室采暖温度标准》（GB/T 17225）和《学校卫生综合评价》（GB/T 18205—2012）规定的标准进行评价。

（7）噪声指标根据《公共场所卫生检验方法 第1部分：物理因素》（GB/T 18204.1—2013）中规定的噪声测量方法进行布点检测，依据《图书馆、博物馆、美术馆、展览馆卫生标准》（GB/T 9669）中规定的图书馆噪声的标准进行评价：为了减少室内人员活动造成的干扰，可以选择没人的教室进行监测。

4. 生活环境卫生监测 学校生活环境卫生监测主要包括对学校厕所、学生宿舍、校内公共场所的卫生监测。

（1）学校厕所：学校厕所的卫生学监测指标主要是对学生厕所的蹲位数和男生厕所的小便槽数（长度）进行评价。

要查看学校男、女厕所的蹲位数，按全校男、女学生人数分别计算男、女厕所平均每一个蹲位所容纳的学生人数。测量男生厕所小便槽长度或计算小便器的数量，按全校男学生人数计算平均每米小便槽或每个小便器容纳的学生人数。凡是设有多个厕所的学校，蹲位数按全校所有学生厕所蹲位数总和计算。厕所蹲位数的评价依据的是《中小学校设计规范》（GB 50099）和《学校卫生综合评价》（GB/T 18205—2012）。

在进行厕所环境卫生状况评价时，无论室内、室外厕所，都以每一个厕所为单位进行评价。

（2）学生宿舍：学生宿舍的卫生学监测指标主要包括宿舍人均面积和盥洗室门与居室门的距离等。

学生宿舍的监测与评价是以每栋学生宿舍为单位进行的。根据宿舍的不同面积、层次、朝向等，抽取不同类型的寝室作为监测样本，每栋宿舍楼抽取的寝室数不少于 3 间。计算出每间寝室的人均使用面积和每间寝室的门与盥洗室门之间的距离，根据《学校卫生综合评价》标准评价宿舍卫生状况。相关部门还可以根据需要对宿舍温度、照度、噪声、空气质量等指标进行监测与评价。

（3）校内公共场所：公共浴池、游泳场所、体育馆、图书馆等是学校内常见的公共场所。各场所的卫生监测与评价应依据公共场所的有关标准和规范进行。

根据《学校卫生综合评价》规定，学校内公共场所主要监测与评价方法和指标包括：①公共浴室：以校内每个公共浴池为单位进行评价，监测池水浊度、浴室温度、照度和二氧化碳浓度等指标；②游泳池：以每个游泳馆、池为单位进行评价，监测池水的细菌总数、大肠菌群、浑浊度、余氯等指标和室内空气中的细菌数、二氧化碳浓度等指标；③体育馆：以每个体育馆为单位进行评价，监测室内温度、空气细菌数、可吸入颗粒物、二氧化碳浓度等指标；④图书馆：以每个校内图书馆为单位进行评价，监测图书馆的室内温度、照度、噪声、空气细菌数、二氧化碳浓度等指标。

学校公共场所的卫生学监测与评价指标可以根据学校的具体情况和需要，进行相应的增加。

四、监测结果的综合判定

（一）评价项目及分值

《学校卫生综合评价》中的表 A.2 规定了监测部分各项目指标的内容和

分值,总分为 100 分,分为 5 个部分,其中学校食品安全监测(食饮具消毒)10 分、生活饮用水监测 10 分、教室环境卫生监测 60 分、生活环境卫生监测 8 分、公共场所卫生监测 12 分。各项目具体评分方法有所不同。

1. 学校食品安全监测(食饮具消毒) 本部分包括感官指标、理化指标、细菌指标(8 分)和监测频率(2 分)。其中,感官指标、理化指标、细菌指标检测中有一项指标不合格,该项不得分,即 8 分全扣;监测频率未达到每月 1 次,该项不得分,即 2 分全扣。

2. 生活饮用水监测 本部分包括监测指标(8 分)和监测频率(2 分)。其中,监测指标包括细菌总数、总大肠菌群、消毒剂余量、色度、浑浊度、臭和味、肉眼可见物、pH 8 项常规监测指标和当地根据水源水质实际情况增加的其他项目指标,这些指标的检测结果有一项不合格,该项不得分,即扣 8 分;监测频率未达到当地规定的频率,该项不得分,即 2 分全扣。

3. 教室环境卫生 教室环境卫生评价包括人均面积(10 分)、课桌椅分配符合率(10 分)、黑板(10 分)、教室采光(10 分)、教室照明(10 分)、微小气候(4 分)、噪声(4 分)7 项监测指标项和 1 项监测频率项(2 分)。

具体计分方法为:

(1)7 项监测指标项的得分都是在对 6 间教室分别打分后取平均值而得:现以人均面积得分的计算为例进行说明。人均面积的计分方法分为 3 步:第一步,按标准要求对抽取的 6 间教室进行监测,获得每间教室的人均面积值;第二步,以每间教室人均面积总分 10 分为满分,对照表 A.2 中的评分标准为每间教室打分;第三步,将 6 间教室的人均面积得分取平均值,即得出该学校教室人均面积的实得分。

其他 6 项监测指标项内的计分方法与人均面积计分方法相同。另外,由于课桌椅分配符合率、黑板、教室采光、教室照明、微小气候、噪声等监测指标项都是由几个分指标组成,因此应按照上述三步计分方法先计算各分指标的分值,再将各分指标得分相加,获得该监测指标项的得分。例如:黑板监测指标项是由尺寸(5 分)、下缘与讲台地面的垂直距离(3 分)、反射比(2 分)3 个分指标组成,就要先参照人均面积的三步计分方法分别计算出该学校黑板尺寸、下缘与讲台地面的垂直距离、反射比 3 个分指标的得分,再将 3 个分指标的得分相加,即为黑板监测指标项的实得分。

(2)监测频率项的评分标准为:监测频率未达到每 2 年 1 次,该项不得分,即 2 分全扣。

(3)教室环境卫生监测总得分计算:将人均面积、课桌椅分配符合率、黑板、教室采光、教室照明、微小气候、噪声和监测频率 8 项得分相加即为教室环境卫生监测部分的实得分。

4. 生活环境卫生　生活环境评价包括厕所（4分）和学生宿舍（4分）两项指标。

（1）厕所项的计分：将学校所有的学生专用厕所汇总，按全校男女学生数计算男生厕所人均蹲位数、人均小便槽长度或人均小便斗数、女生厕所人均蹲位数，小学还要测量厕所蹲位的宽度，根据表A.2中厕所的相关评分标准进行评价打分，达到标准的指标得分，不达到标准的该指标不得分，再将各指标分相加，得出厕所项的总得分。

（2）学生宿舍的计分：学生宿舍的计分方法与教室环境卫生监测部分的计分方法相同。因为监测学生宿舍数为3间，因此按照三步计分方法，先计算出每间宿舍的得分后取平均值，即为该项的得分。

5. 公共场所卫生　公共场所卫生评价包括公共浴室（4分）、游泳馆（4分）、体育馆（2分）、图书馆（2分）4项监测指标项。

各监测指标项的计分方法与学校食品安全监测（食饮具消毒）部分和生活饮用水监测部分计分方法相同，监测指标部分有1项指标不合格，该项即不得分；监测频率未达到监测频率要求的，该监测频率即不得分。

将公共浴室、游泳馆、体育馆、图书馆4项监测指标项得分相加即为公共场所卫生监测总得分。

（二）监测部分评分步骤及遵循原则

1. 计算合理缺项分　进行监测部分综合评分时应考虑合理缺项，有些学校没有图书馆，图书馆相应的得分应纳入合理缺项分。将所有合理缺项分汇总计算出该校的合理缺项项目总分。普通高等学校不参加教室环境卫生监测评价。

2. 计算监测应得分　监测应得分=100－合理缺项项目总分。

3. 计算监测实得分　监测实得分=各监测项的得分之和。

4. 计算出标化后得分　标化后得分=（监测实得分/监测应得分）×100。

第四节　学校卫生综合评价结果的判定

对学校卫生管理（监督）及监测分别实施评价后，根据管理（监督）及监测评价的结果，进行学校卫生的综合评价，首先需计算出综合评价得分，并根据综合评价得分，最后进行综合评价判定（风险等级）确定。

一、综合评价得分

学校卫生管理（监督）评价得分与监测评价得分的总和为综合评价实际得分。

二、综合评价判定

1. 综合评价判定 =100 ×（管理实得分 + 监测实得分）/（管理应得分 + 监测应得分）。

2. 综合评价得分与级别的对应 凡综合评价实际得分达到管理（监督）与监测标准总分的：

（1）85% 及以上者为学校卫生优秀学校，定为 A 级。

（2）60%～85% 为学校卫生合格学校（不含 85%），定为 B 级。

（3）60% 以下者（不含 60%），为学校卫生不合格学校，定为 C 级。

第五章

学校突发公共卫生事件应急处置

学校是特殊公共场所,学生群体具有人群聚集、接触密切、年龄集中特征,各类突发公共事件时有发生,校园安全和正常教学秩序深受影响。因此,完善学校突发公共卫生事件应急反应和防控体系,提高学校突发公共卫生事件的应急处置能力,对于保障师生身心健康和生命安全具有重要意义。

第一节　学校突发公共卫生事件概述

学校突发公共卫生事件关系到儿童青少年的生命安全与健康。明确学校突发公共卫生事件的定义,坚持学校突发公共卫生事件应对原则,依据学校突发公共卫生事件应对的相关法律法规加强监督,对预防控制学校突发公共卫生事件具有重要作用。

一、学校突发公共卫生事件定义

1. 学校突发公共卫生事件定义及其特征　学校突发公共卫生事件是指在学校内突然发生,造成或可能造成师生员工身体健康严重损害的传染病疫情、群体性不明原因疾病、群体性异常反应、食物和职业中毒以及其他严重影响师生员工身体健康的公共卫生事件。学校是特殊公共场所,具有社会性与相对独立性特点,学校内的人与事物时刻与外界发生着交往,社会发生的变化随时会影响到学校,学校突发公共卫生事件没有固定的发生时间、发生方式,具有极大的隐蔽性和不确定性,具有以下特征:

（1）突发性:往往发生突然,公众始料未及,缺乏明显征兆。

（2）紧迫性:顷刻间即将惨烈的场面和复杂的情况展示在公众面前,并按照事物发展的内在规律急速恶化。

（3）群体性和社会性:事件诱因复杂多样,涉及人员众多,波及面广,常对社会产生较大的影响。

（4）后果严重性与效应滞后性：不仅影响到学生及其家庭，甚至影响到社会，扰乱正常工作、生活秩序和社会稳定。事件的影响不仅限于事发当时，往往具有继发效应和远期效应。

（5）处置复杂和难度大：学校突发公共卫生事件往往导致长期以来建立在社会成员之间、社会组织与成员之间的信任纽带突然断裂，致使政府产生或者加剧政府信用危机。

2. 学校突发公共卫生事件分级　根据《国家突发公共卫生事件应急预案》（2006），按照突发公共卫生事件性质、危害程度、涉及范围，结合教育行政部门实际，突发公共卫生事件按严重程度，从高至低划分为特别重大（Ⅰ级）、重大（Ⅱ级）、较大（Ⅲ级）和一般（Ⅳ级）4级。

（1）特别重大突发公共卫生事件：《国家突发公共卫生事件应急预案》将7种事件界定为特别重大突发公共卫生事件：

1）肺鼠疫、肺炭疽在大、中城市发生并有扩散趋势，或肺鼠疫、肺炭疽疫情波及2个以上的省份，并有进一步扩散趋势。

2）发生传染性非典型肺炎、人感染高致病性禽流感病例，并有扩散趋势。

3）涉及多个省份的群体性不明原因疾病，并有扩散趋势。

4）发生新传染病或我国尚未发现的传染病发生或传入，并有扩散趋势，或发现我国已消灭的传染病重新流行。

5）发生烈性病菌株、毒株、致病因子等丢失事件。

6）周边以及与我国通航的国家和地区发生特大传染病疫情，并出现输入性病例，严重危及我国公共卫生安全的事件。

7）国务院卫生行政部门认定的其他特别重大突发公共卫生事件。

（2）其他三级突发公共卫生事件：《国家突发公共卫生事件应急预案》（2006）没有对Ⅱ级、Ⅲ级、Ⅳ级突发公共卫生事件做出界定，但指出，国务院有关部门根据需要和本预案的规定，制定本部门职责范围内的具体工作预案。

教育部《教育系统突发公共事件应急预案》对Ⅱ级、Ⅲ级、Ⅳ级突发公共卫生事件的界定标准如下：

1）重大突发公共卫生事件（Ⅱ级）：

①学校发生集体食物中毒，一次中毒人数超过100人并出现死亡病例，或出现10例及以上死亡病例。

②学校发生肺鼠疫、肺炭疽、腺鼠疫、霍乱等传染病病例或血吸虫急感病例，发病人数以及疫情波及范围达到省级以上卫生行政部门确定的重大突发公共卫生事件标准。

③学校发生传染性非典型肺炎、人感染高致病性禽流感疑似病例。

④乙类、丙类传染病在短期内暴发流行，发病人数以及疫情波及范围达

到省级以上卫生行政部门确定的重大突发公共卫生事件标准。

⑤群体性不明原因疾病扩散到县(市)以外的学校。

⑥因预防接种或群体预防性用药造成人员死亡。

⑦因学校实验室(或工厂)有毒物(药)品泄漏,造成人员急性中毒在50人以上,或者死亡5人以上。

⑧发生在学校的、经省级以上卫生行政部门认定的其他重大突发公共卫生事件。

2)较大突发公共卫生事件(Ⅲ级):

①学校发生集体性食物中毒,一次中毒人数100人以上,或出现死亡病例。

②学校发生肺鼠疫、肺炭疽、霍乱等传染病病例及血吸虫急感病例,发病人数以及疫情波及范围达到市(州)级以上卫生行政部门确定的较大突发公共卫生事件标准。

③乙类、丙类传染病在短期内暴发流行,疫情局限在县(市)域内的学校,发病人数达到市(州)级以上卫生行政部门确定的较大突发公共卫生事件标准。

④在一个县(市)域内学校发现群体性不明原因疾病。

⑤发生在学校的因预防接种或预防性服药造成的群体心因性反应或不良反应。

⑥因学校实验室(或工厂)有毒物(药)品泄漏,造成人员急性中毒,一次中毒人数在10~49人,或出现死亡病例,但死亡人员在5人以下。

⑦发生在学校的,经市(州)级以上卫生行政部门认定其他较大突发公共卫生事件。

3)一般突发公共卫生事件(Ⅳ级):

①学校发生集体食物中毒,一次中毒人数5~99人,无死亡病例。

②学校发生腺鼠疫、霍乱病例或血吸虫急感病例,发病人数以及疫情波及范围达到县级以上卫生行政部门确定的一般突发公共卫生事件标准。

③因学校实验室(或工厂)有毒物(药)品泄漏,造成人员急性中毒,一次中毒人数在10人以下,无死亡病例。

④发生在学校的,经县级以上卫生行政部门认定的其他一般突发公共卫生事件。

二、学校突发公共卫生事件应对的相关法律法规依据

(一)法律

学校突发公共卫生事件的应对,应该严格按照《中华人民共和国突发事件

应对法》《中华人民共和国传染病防治法》《中华人民共和国食品安全法》《中华人民共和国职业病防治法》的具体要求积极应对。例如《中华人民共和国突发事件应对法》对突发事件的预防与应急准备、监测与预警、应急处置与救援、事后恢复与重建等应对活动都有具体规定，卫生监督机构在学校突发公共卫生事件应对过程中，必须严格执行《中华人民共和国突发事件应对法》；《中华人民共和国传染病防治法》第六章第五十三条规定，县级以上人民政府卫生行政部门对传染病防治工作履行下列监督检查职责：对下级人民政府卫生行政部门履行法律规定的传染病防治职责进行监督检查；对疾病预防控制机构、医疗机构的传染病防治工作进行监督检查；对采供血机构的采供血活动进行监督检查；对用于传染病防治的消毒产品及其生产单位进行监督检查，并对饮用水供水单位从事生产或者供应活动以及涉及饮用水卫生安全的产品进行监督检查；对传染病菌种、毒种和传染病检测样本的采集、保藏、携带、运输、使用进行监督检查；对公共场所和有关单位的卫生条件和传染病预防、控制措施进行监督检查。

（二）行政法规、规章

学校突发公共卫生事件的应对，应该严格按照《突发公共卫生事件应急条例》《学校卫生工作条例》《医疗机构管理条例》《突发公共卫生事件与传染病疫情监测报告管理办法》《生活饮用水卫生监督管理办法》《国家突发公共卫生事件应急预案》以及各个地方有关学校突发公共卫生事件的应对细则的具体规定执行，依法应对各种学校突发公共卫生事件。

三、学校突发公共卫生事件应对原则

《中华人民共和国突发事件应对法》第五条规定，突发事件应对工作实行预防为主、预防与应急相结合的原则。《突发公共卫生事件应急条例》第五条规定，突发事件应急工作，应当遵循预防为主、常备不懈的方针，贯彻统一领导、分级负责、反应及时、措施果断、依靠科学、加强合作的原则。

1. 预防为主，常备不懈　提高全社会对突发公共卫生事件的防范意识，落实各项防范措施，做好人员、技术、物资和设备的应急储备工作。对各类可能引发突发公共卫生事件的情况要及时进行分析、预警，做到早发现、早报告、早处理。学校应该在上级教育行政部门的领导下，提高防范意识，积极预防各种学校突发公共卫生事件。

2. 统一领导，分级负责　根据突发公共卫生事件的范围、性质和危害程度，对突发公共卫生事件实行分级管理。各级人民政府负责突发公共卫生事件应急处理的统一领导和指挥，各有关部门按照预案规定，在各自的职责范围内做好突发公共卫生事件应急处理的有关工作。学校作为突发公共卫生事

件发生地,应该在上级教育行政部门的领导下,及时应对各种学校突发公共卫生事件。

3. 依法规范,措施果断　地方各级人民政府和卫生行政部门要按照相关法律、法规和规章的规定,完善突发公共卫生事件应急体系,建立健全系统、规范的突发公共卫生事件应急处理工作制度,对突发公共卫生事件和可能发生的公共卫生事件做出快速反应,及时、有效开展监测、报告和处理工作。

4. 依靠科学,加强合作　突发公共卫生事件应急工作要充分尊重和依靠科学,要重视开展防范和处理突发公共卫生事件的科研和培训,为突发公共卫生事件应急处理提供科技保障。各有关部门和单位要通力合作、资源共享,有效应对突发公共卫生事件。要广泛组织、动员公众参与突发公共卫生事件的应急处理。

5. 以人为本,生命至上　处置学校突发公共卫生事件中,要坚持以人为本的原则,始终把保护师生健康和生命安全放在第一位,特别是对危重患者要不惜代价地迅速组织救治。

第二节　学校突发公共卫生事件应对过程

学校突发公共卫生事件一般分为 3 个阶段:事件前阶段、事件中阶段和事件后阶段。在学校突发公共卫生事件的不同阶段,应对的任务和内容是不同的。

一、学校突发公共卫生事件前的应对

突发公共卫生事件前的应对主要是做好日常监督工作。如根据《中华人民共和国传染病防治法》,县级以上人民政府卫生行政部门对传染病防治工作履行下列监督检查职责:

1. 对下级人民政府卫生行政部门履行规定的传染病防治职责进行监督检查。

2. 对疾病预防控制机构、医疗机构的传染病防治工作进行监督检查。

3. 对采供血机构的采供血活动进行监督检查。

4. 对用于传染病防治的消毒产品及其生产单位进行监督检查,并对饮用水供水单位从事生产或者供应活动以及涉及饮用水卫生安全的产品进行监督检查。

5. 对传染病菌种、毒种和传染病检测样本的采集、保藏、携带、运输、使用进行监督检查。

6. 对公共场所和有关单位的卫生条件和传染病预防、控制措施进行监督检查。

在学校突发公共卫生事件前的应对，卫生监督部门应当做好与学校突发公共卫生事件有关的日常监督工作，监督指导学校做好突发公共卫生事件应急预案。开展教学及生活环境的卫生监督、传染病防控工作的卫生监督、生活饮用水的卫生监督、学校内设医疗机构和保健室的卫生监督、学校内公共场所的卫生监督、开展学校校舍新建、改建、扩建项目选址、设计及竣工验收的预防性卫生监督指导工作和上级卫生行政部门交办的其他学校卫生监督任务。突出中小学校教学环境、传染病防控、饮用水卫生等监督工作重点，及时发现问题，消除发生突发公共卫生事件的隐患。

各级疾病预防控制机构负责开展突发公共卫生事件的日常监测工作。按照国家统一规定和要求，结合实际，组织开展重点传染病和突发公共卫生事件的主动监测。根据监测信息，按照公共卫生事件的发生、发展规律和特点，及时分析其对公众身心健康的危害程度、可能的发展趋势，开展风险评估，及时做出预警。

根据《突发公共卫生事件与传染病疫情监测信息报告管理办法》（原卫生部令第37号），各级卫生监督机构在卫生行政部门的领导下，具体负责本行政区内的突发公共卫生事件与传染病疫情监测信息报告管理工作的监督检查。在卫生行政部门的领导下，开展对医疗机构、疾病预防控制机构突发事件应急处理各项措施落实情况的督导、检查；依照法律、行政法规的规定，做好公共卫生监督管理工作，防范突发事件的发生；建立完善的卫生监督统计报告及其管理系统，规范化地收集各级疾病预防控制机构、医疗机构和管理相对应的各类监督监测、卫生检测、疾病报告等原始资料，用现代化手段整理分析，形成反馈信息，为政府和卫生行政部门提供准确的信息；各级卫生监督机构应当结合辖区内的实际情况，制定相应的应急处理预案，并适时组织演练，不断补充完善；各级卫生监督机构根据所承担的任务，制定培训计划并组织实施，并大力推广有效控制危害的新方法和新技术；按照突发事件监测和预警系统设置的职责，配置和完善相应的设施、设备，确保日常监测和预警工作的正常运行。

二、学校突发公共卫生事件即时应对

（一）事件接报与报告

实行首接负责制，应按"详尽接报，分析评估，准确定性，及时报告"的工作原则，做好突发公共卫生事件的接报和报告工作。

1. 认真接报　各个部门要保持通讯畅通。接报时，负责接听人员要认真接听电话并详细询问与事件有关情况，在突发公共卫生事件相应类别登记表上准确记录事发情况,务必清楚记录报告单位、报告人及联系电话。

2. 核实　接报后要立即向相关事发单位和诊治医疗机构核实登记情况。

3. 报告　接报人员核实接报情况后立即报告所在单位突发公共卫生事件应急处置领导小组。经初步核实认为可能是或确认为突发公共卫生事件后,应当尽快组织有关小组进行现场应急处置工作。

从接报事件开始,在突发公共卫生事件卫生监督应急处置的各个阶段,要及时对突发公共卫生事件调查的情况、类别和性质、波及范围和严重程度、已采取的应对措施和效果及其发展的趋势进行评估,判定突发公共卫生事件的类型和级别。

初次报告:报告内容包括事件名称、初步判定的事件类别和性质、发生地点、发生时间、发病人数、死亡人数、主要的临床症状、可能原因、已采取的措施、报告单位、报告人员及通讯方式等。

进程报告:报告事件的发展与变化、处置进程、事件的原因或可能因素,势态评估、控制措施等内容。同时,对初次报告进行补充和修正。重大及特别重大突发公共卫生事件至少按日进行进程报告。

结案报告:事件结束后,应进行结案信息报告。达到《国家突发公共卫生事件应急预案》分级标准的突发公共卫生事件结束后,在确认事件终止后2周内,对事件的发生和处置情况进行总结,分析其原因和影响因素,并提出今后对类似事件的防范和处置建议。

(二)早期处置

1. 初步确认　接到报告后,由应急处置领导小组立即组织专家对情况进行分析、评估,初步判断事件的性质,研究是否启动相应的突发事件应急预案以及响应的级别。

2. 召集现场处置工作组,布置卫生监督应急处置工作任务　根据事件情况,召集现场卫生监督应急处置小组(根据实际情况可分事发单位和诊治医疗机构现场卫生监督工作小组)、信息管理小组以及后勤保障小组等卫生监督应急处置工作小组开展事件应急处置工作。各现场应急处置小组人员携带监督执法装备和现场快速检测器材火速分赴现场进行卫生监督应急处置工作。后勤保障组根据事件发展和应对需要,适时调集、调整人员和物资,协调现场工作组开展现场处置,提供后勤保障。

3. 初次报告和通报　向卫生行政部门呈报事件的初始情况,提出初步应急处置建议。事态较严重或可能影响周边地区,需上级卫生监督部门指挥、协调,同时呈报上级卫生监督机构;必要时,向疾病预防控制机构通报突发公共卫生事件情况。

4. 保持通讯畅通,及时收集和报告事态进展情况　迅速检查应急通讯设备(包括电话、传真、网络等是否正常工作),通讯录是否携带齐全。

（三）应急终止

突发公共卫生事件隐患或相关危害因素消除,或末例传染病病例发生后经过最长潜伏期无新的病例出现。

重大、特别重大突发公共卫生事件的应急响应终止,遵照省、国家突发公共卫生事件应急预案相关规定执行。一般、较大突发公共卫生事件应急处置工作完成后,组织专家进行评估,确认无危害和无风险后,向上级提出终止应急响应的建议。

突发公共卫生事件应急处理要采取边调查、边处理、边抢救、边核实的方式,以有效措施控制事态发展。

一旦发生学校突发公共卫生事件,在当地政府和卫生行政部门的部署下,卫生监督部门按照预案要求开展工作,执行或协助其他部门完成下列紧急任务:

1. 限制或者停止集市、影剧院演出或者其他人群聚集的活动。

2. 停工、停业、停课。

3. 封闭或者封存被传染病病原体污染的公共饮用水源、食品以及相关物品。

4. 控制或者扑杀染疫野生动物、家畜家禽。

5. 封闭可能造成传染病扩散的场所。

三、学校突发公共卫生事件后的应对

突发公共卫生事件结束后,各级卫生行政部门应在本级人民政府的领导下,组织有关人员对突发公共卫生事件的处理情况进行总结评估。总结评估内容主要包括事件概况、现场调查处理概况、患者救治情况、所采取措施的效果评价、应急处理过程中存在的问题和取得的经验及改进建议。

在突发公共卫生事件结束后,卫生行政部门和食品药品监督管理部门根据法律的授权,依据《中华人民共和国传染病防治法》《中华人民共和国食品安全法》《中华人民共和国职业病防治法》《突发公共卫生事件应急条例》和《学校卫生工作条例》等法律法规及相对人(公民、法人和其他组织)的违法事实,给予相对人(公民、法人和其他组织)行政处罚。

学校突发公共卫生事件受到伤害的儿童青少年,社会影响大,要高度重视。在学校突发公共卫生事件的应对中,重点是做好预防工作。对于卫生监督部门,就是要做好学校卫生的日常监督监测工作,在事件发生前,积极主动开展重点传染病和突发公共卫生事件的监测,及时预警;在事件发生中,随时做好充分准备,招之即来,快速有效地做好本职工作;突发公共卫生事件结束

后，及时进行总结评估，根据法律的授权，依法对相对人（公民、法人和其他组织）的违法行为，协助卫生行政部门给予相对人（公民、法人和其他组织）行政处罚。

第三节　各种学校突发公共卫生事件具体处置

学校发生突发公共卫生事件时，学校以及相关卫生机构在卫生行政部门和教育行政部门的领导下，积极有效应对。

一、学校传染病疫情暴发应对要求

（一）疫情报告、通报和公布

学校发现传染病患者或者疑似传染病患者时，应当及时向属地疾病预防控制机构或者医疗机构报告。疾病预防控制机构或者医疗机构发现《中华人民共和国传染病防治法》规定的传染病疫情或者发现其他传染病暴发、流行以及突发原因不明的传染病时，应当遵循疫情报告属地管理原则，按照国务院规定的或者国务院卫生行政部门规定的内容、程序、方式和时限报告。

疾病预防控制机构应当主动向学校收集、分析、调查、核实传染病疫情信息。接到甲类、乙类传染病疫情报告或者发现传染病暴发、流行时，应当立即报告当地卫生行政部门，由当地卫生行政部门立即报告当地人民政府，同时报告上级卫生行政部门和国务院卫生行政部门。疾病预防控制机构应当设立或者指定专门的部门、人员负责传染病疫情信息管理工作，及时对疫情报告进行核实、分析。

县级以上地方人民政府卫生行政部门应当及时向本行政区域内的疾病预防控制机构和医疗机构通报传染病疫情以及监测、预警的相关信息。接到通报的疾病预防控制机构和医疗机构应当及时告知本单位的有关人员。

（二）疫情控制

1. 医疗机构措施　医疗机构发现甲类传染病时，应当及时采取下列措施：

（1）对患者、病原携带者，予以隔离治疗，隔离期限根据医学检查结果确定。

（2）对疑似患者，确诊前在指定场所单独隔离治疗。

（3）对医疗机构内的患者、病原携带者、疑似患者的密切接触者，在指定场所进行医学观察和采取其他必要的预防措施。

拒绝隔离治疗或者隔离期未满擅自脱离隔离治疗的，可以由公安机关协助医疗机构采取强制隔离治疗措施。

医疗机构发现乙类或者丙类传染病患者，应当根据病情采取必要的治疗和控制传播措施。

医疗机构对本单位内被传染病病原体污染的场所、物品以及医疗废物，必须依照法律、法规的规定实施消毒和无害化处置。

2. 疾病预防控制机构措施　疾病预防控制机构发现传染病疫情或者接到传染病疫情报告时，应当及时采取下列措施：

（1）对传染病疫情进行流行病学调查，根据调查情况提出划定疫点、疫区的建议，对被污染的场所进行卫生处理，对密切接触者，在指定场所进行医学观察和采取其他必要的预防措施，并向卫生行政部门提出疫情控制方案。

（2）传染病暴发、流行时，对疫点、疫区进行卫生处理，向卫生行政部门提出疫情控制方案，并按照卫生行政部门的要求采取措施。

（3）指导下级疾病预防控制机构实施传染病预防、控制措施，组织、指导有关单位对传染病疫情的处理。

对已经发生甲类传染病病例的场所或者该场所内的特定区域的人员，所在地的县级以上地方人民政府可以实施隔离措施，并同时向上一级人民政府报告；接到报告的上级人民政府应当即时作出是否批准的决定。上级人民政府作出不予批准决定的，实施隔离措施的人民政府应当立即解除隔离措施。

在隔离期间，实施隔离措施的人民政府应当对被隔离人员提供生活保障；被隔离人员有工作单位的，所在单位不得停止支付其隔离期间的工作报酬。

隔离措施的解除，由原决定机关决定并宣布。

传染病暴发、流行时，县级以上地方人民政府应当立即组织力量，按照预防、控制预案进行防治，切断传染病的传播途径，必要时，报经上一级人民政府决定，可以采取停课、封闭或者封存被传染病病原体污染的公共饮用水源、食品以及相关物品、控制或者扑杀染疫野生动物、家畜家禽和封闭可能造成传染病扩散的场所等紧急措施。

（三）医疗救治

县级以上人民政府应当加强和完善传染病医疗救治服务网络的建设，指定具备传染病救治条件和能力的医疗机构承担传染病救治任务。医疗机构应当对传染病患者或者疑似传染病患者提供医疗救护、现场救援和接诊治疗，书写病历记录以及其他有关资料，并妥善保管。

医疗机构应当实行传染病预检、分诊制度；对传染病患者、疑似传染病患者，应当引导至相对隔离的分诊点进行初诊。医疗机构不具备相应救治能力的，应当将患者及其病历记录复印件一并转至具备相应救治能力的医疗机构。

（四）监督管理

1. 在接到卫生行政部门有关学校传染病暴发的疫情处理任务后，卫生监督机构应派员依法对学校进行监督检查和调查取证。

2. 根据监督检查的情况，制作现场监督笔录，结合疫情防控的需要依法出具卫生监督意见书或控制决定,对涉嫌违反《中华人民共和国传染病防治法》《生活饮用水卫生监督管理办法》的依法立案调查。

二、学校饮用水污染事件应对要求

首先根据《生活饮用水卫生监督管理办法》,做好学校饮用水卫生工作,积极预防学校饮用水污染事件的发生,一旦发生学校饮用水污染事件,要及时报告。

1. 在接到卫生行政部门有关学校饮用水污染事件处理任务后,卫生监督机构应派员对学校进行监督检查和调查取证,依法对学校的饮用水卫生管理情况及供水设施、水源的卫生安全防护、水质净化消毒设施及运行情况、水处理剂和消毒剂的使用情况等影响水质卫生的因素进行现场监督检查,制作现场监督笔录。

2. 对被污染的水源、水质异常的学校饮用水,卫生监督员应及时报告卫生行政部门,依法责令停止使用;对因饮用水净化消毒或者卫生管理不规范导致水质不合格的,下达整改意见,水质检测合格后,方可恢复供水;对涉嫌违反《中华人民共和国传染病防治法》《生活饮用水卫生监督管理办法》的,依法立案调查。

3. 属于工业污染造成饮用水污染事故的,应及时报告卫生行政部门,移交环境保护行政主管部门。对涉嫌人为投毒的,应及时报告卫生行政部门,移交公安司法机关。

学校和教育行政部门在学校饮用水安全事故发生过程中,首先应积极开展学生的急救,同时积极配合当地卫生监督管理部门的调查与处理。

三、预防接种或预防性服药的异常反应处置

预防接种是预防控制传染病最经济、安全、有效的措施,是《中华人民共和国传染病防治法》确定的一项重要制度,是贯彻党和政府执政为民理念、促进社会和谐发展、保障群众身体健康和生命安全的重要工作,已经取得消灭天花、实现无脊髓灰质炎目标等巨大成就。但是由于个体差异等多种原因,极少数受种者可能会发生严重预防接种异常反应,对受种者及其家庭造成严重影响。近年来,社会和公众愈加关注预防接种异常反应。

《疫苗流通和预防接种管理条例》规定预防接种异常反应是指合格的疫苗在实施规范接种过程中或者实施规范接种后造成受种者机体组织器官、功能损害,相关各方均无过错的药品不良反应。

《疫苗流通和预防接种管理条例》规定下列情形不属于预防接种异常反应:

1. 因疫苗本身特性引起的接种后一般反应。

2. 因疫苗质量不合格给受种者造成的损害。

3. 因接种单位违反预防接种工作规范、免疫程序、疫苗使用指导原则、接种方案给受种者造成的损害。

4. 受种者在接种时正处于某种疾病的潜伏期或者前驱期,接种后偶合发病。

5. 受种者有疫苗说明书规定的接种禁忌,在接种前受种者或者其监护人未如实提供受种者的健康状况和接种禁忌等情况,接种后受种者原有疾病急性复发或者病情加重。

6. 因心理因素发生的个体或者群体的心因性反应。

根据《疫苗流通和预防接种管理条例》,学校不得擅自进行群体性预防接种。一旦发生学校预防接种或预防性服药的异常反应事件,要第一时间积极救治并及时报告。

《疫苗流通和预防接种管理条例》规定,疾病预防控制机构和接种单位及其医疗卫生人员发现预防接种异常反应、疑似预防接种异常反应或者接到相关报告的,应当依照预防接种工作规范及时处理,并立即报告所在地的县级人民政府卫生主管部门、药品监督管理部门。接到报告的卫生主管部门、药品监督管理部门应当立即组织调查处理。具体处理方法如下:

1. 在接到卫生行政部门有关学校预防接种或预防性服药的异常反应处理任务后,对预防接种、预防性服药的组织实施单位、个人资质、接种的疫苗或预防性服药的品名、批号、生产厂家、学生的异常反应症状及程度进行调查了解。

2. 制作现场监督笔录并采取应急控制措施。

3. 对于引起异常反应原因的进一步调查,由药品监督管理行政部门或组织有关专家进行调查处理。

2014 年 4 月 4 日,国家卫生计生委、教育部等 8 个部门以国卫疾控发〔2014〕19 号印发《关于进一步做好预防接种异常反应处置工作的指导意见》。该《意见》就加强对预防接种异常反应处置工作的组织领导,进一步加强疑似预防接种异常反应监测和应急处置工作,切实做好预防接种异常反应病例救治和康复工作,进一步规范完善预防接种异常反应调查诊断和鉴定工作,依法落实预防接种异常反应补偿政策,扎实做好预防接种异常反应病例后续关怀救助工作,提出了具体意见。

四、学生群体心因性反应的处置

学生群体性心因性反应对学校和社会稳定危害极大,要做好学生群体性心因性反应的现场处置。卫生监督机构在接到卫生行政部门有关学校学生群体心因性反应处理任务后,对事件的起因和经过要进行调查;在排除确定的危害学生健康因素后,采取相应的对症处理;加强卫生知识宣传,解除学生的认识和理解误区;积极开展心理咨询活动。

（一）具体处置的关键环节

1. 控制事件的影响范围 事发第一现场的教师要冷静处理,讲究方法。针对可能原因(如注射、服药、饮食、迷信等),要善于发挥学生干部的积极作用,稳定学生情绪,同时迅速与专业机构联系,及时确诊病因。如果遇事慌乱,无意识地扩大范围,极易给学生造成恐慌心理,引发群体癔症。

2. 尽早准确获取检验结果,为事件定性提供可靠依据。监督部门和疾病控制的专业技术机构应当及时准确地进行现场检验和诊断,其检验结果直接关系到事件所涉及人员的生命安全,所以不能有丝毫的疏忽。

3. 在事态已经扩大的情况下,用权威机构检验结果平息事件。

4. 在群体性癔症处置过程中,充分发挥媒体的作用。媒体介入有助于让公众迅速了解事件真相,平息因误传或流言引发的社会恐慌。但是,在事件没有准确定论的时候,决不能随意发布消息,这对保持社会稳定是十分必要的。

群体性癔症危害严重,各级卫生和教育行政主管部门都高度重视。学生的心理比较脆弱,是最易受到心理暗示的人群,也最容易发生心因性反应,从而引发整个群体的心理作用。很多人在趋同性心理暗示和从众心理的支配下,也会感到自己身体不适。这些患者检查不出器质性变化,只有主观感觉症状而无客观体征,且这种主观感觉症状易受暗示而发作,现场流行病学调查时,所陈述的症状在医学检查中也得不到证实。所以,把握好以上这些关键步骤,就能有效地把群体性癔症的发生消除在萌芽状态。

5. 及时健康教育和心理辅导 快速有效地利用各种教育形式,宣传有关卫生知识。同时,运用"个别劝导、讲座、咨询"等方式,做好教师、学生的心理危机疏导干预工作,配合新闻传媒加大健康教育力度。

（二）干预关键点

1. 针对可能导致群体性癔症的原因如集体服药、打预防针、食物中毒、迷信等,需要重点监护,对可能发生的各种情况进行风险评估,要有应对方案。

2. 早期识别群体性癔症,及时排除其他因素如服药、打预防针副反应及食物中毒等。

3. 普及健康知识和其他科学知识。

4. 关注学生干部和敏感人群,通过筛查发现癔症倾向人群,对癔症倾向人群重点关注。

5. 及时进行心理辅导。学校建立心理辅导室,经常性开展心理健康教育。

6. 减轻和缓解学生压力。通过调查研究发现学生压力大、紧张,是癔症基础因素,需要通过各种途径减轻和缓解学生的压力。

（三）预防

1. 普及健康知识和其他科学知识。

2. 关注学生干部和敏感人群,通过筛查发现癔症倾向人群,对癔症倾向人群重点关注;及时进行心理辅导。

3. 及时转移注意力　有的癔症患者在发作前常有某些症状,此时可有意识转移注意力,改变其心境。

4. 避免不良暗示　做好患者周围人如同学、亲属等人的工作,避免周围人造成过分紧张、关心的不良影响。

5. 减少负性刺激　癔症的发作往往与负性刺激关系密切,诸如亲人死亡或其他意外遭遇、自尊心受到挫折、人格遭受侮辱、家庭不和、父母冲突、父母对孩子态度生硬、同学之间的纠纷等。某些躯体疾病、疲劳、健康状况不良等,也容易促发本病。

6. 注意生活调节　合理安排生活,保证充足睡眠,以提高大脑皮层的工作能力。

7. 正确认识疾病　告诉患者,该病是由于高级神经活动失调所致的发作性症状,是暂时性的脑功能障碍,并非器质性病变,完全能够治愈。

第四节　学校突发公共卫生事件的信息报告与发布

为进一步加强对突发公共卫生事件相关信息报告的管理,保障信息报告系统规范有效运行,及时准确掌握突发公共卫生事件相关信息,快速有效地处置各种突发公共卫生事件,原卫生部制定了《国家突发公共卫生事件相关信息报告管理工作规范(试行)》,该规范适用于各级卫生行政部门、疾病预防控制机构、职业病预防控制机构、卫生监督机构以及其他专业防治机构和医疗机构对突发公共卫生事件相关信息的报告和管理。

一、突发公共卫生事件信息报告

（一）组织机构

根据原卫生部《国家突发公共卫生事件相关信息报告管理工作规范(试行)》,突发公共卫生事件相关信息报告管理遵循依法报告、统一规范、属地管理、准确及时、分级分类的原则。

1. 各级卫生行政部门负责对突发公共卫生事件相关信息报告工作进行监督和管理,根据《国家突发公共卫生事件应急预案》要求,组织人员对突发公共卫生事件进行核实、确认和分级。

2. 各级卫生行政部门应指定专门机构负责突发公共卫生事件相关信息报告系统的技术管理,网络系统维护,网络人员的指导、培训。

3. 各级疾病预防控制机构、职业病预防控制机构、卫生监督机构或其他专业防治机构负责职责范围内的各类突发公共卫生事件相关信息的业务管理工作、网络直报和审核工作,定期汇总、分析辖区内相关领域内的突发公共卫生事件相关信息。

4. 各级各类医疗卫生机构负责报告发现的突发公共卫生事件相关信息。

5. 各级卫生行政部门、职业病预防控制机构、疾病预防控制机构、卫生监督机构或其他专业防治机构接受公众对突发公共卫生事件的举报、咨询和监督,负责收集、核实、分析辖区内来源于其他渠道的突发公共卫生事件相关信息。

（二）报告范围

突发公共卫生事件相关信息报告范围,包括可能构成或已发生的突发公共卫生事件相关信息,其报告标准不完全等同于《国家突发公共卫生事件应急预案》的判定标准。突发公共卫生事件的确认、分级由卫生行政部门组织实施。

1. 传染病

（1）鼠疫:发现 1 例及以上鼠疫病例。

（2）霍乱:发现 1 例及以上霍乱病例。

（3）传染性非典型肺炎:发现 1 例及以上传染性非典型肺炎病例或疑似病例。

（4）人感染高致病性禽流感:发现 1 例及以上人感染高致病性禽流感病例。

（5）炭疽:发生 1 例及以上肺炭疽病例;或 1 周内,同一学校、幼儿园、自然村寨、社区、建筑工地等集体单位发生 3 例及以上皮肤炭疽或肠炭疽病例;或 1 例及以上职业性炭疽病例。

（6）甲肝 / 戊肝:1 周内,同一学校、幼儿园、自然村寨、社区、建筑工地等集体单位发生 5 例及以上甲肝 / 戊肝病例。

（7）伤寒（副伤寒）:5 例及以上伤寒（副伤寒）病例,或出现 2 例及以上死亡。

（8）细菌性和阿米巴性痢疾:3 天内,同一学校、幼儿园、自然村寨、社区、建筑工地等集体单位发生 10 例及以上细菌性和阿米巴性痢疾病例,或出现 2 例及以上死亡。

（9）麻疹:1 周内,同一学校、幼儿园、自然村寨、社区、建筑工地等集体单位发生 10 例及以上麻疹病例。

（10）风疹:1 周内,同一学校、幼儿园、自然村寨、社区、建筑工地等集体单位发生 10 例及以上风疹病例。

（11）流行性脑脊髓膜炎:3 天内,同一学校、幼儿园、自然村寨、社区、建筑工地等集体单位发生 3 例及以上流脑病例,或者有 2 例及以上死亡。

（12）登革热：1 周内,一个县（市、区）发生 5 例及以上登革热病例；或首次发现病例。

（13）流行性出血热：1 周内,同一自然村寨、社区、建筑工地、学校等集体单位发生 5 例（高发地区 10 例）及以上流行性出血热病例,或者死亡 1 例及以上。

（14）钩端螺旋体病：1 周内,同一自然村寨、建筑工地等集体单位发生 5 例及以上钩端螺旋体病病例,或者死亡 1 例及以上。

（15）流行性乙型脑炎：1 周内,同一乡镇、街道等发生 5 例及以上乙脑病例,或者死亡 1 例及以上。

（16）疟疾：以行政村为单位,1 个月内,发现 5 例（高发地区 10 例）及以上当地感染的病例；或在近 3 年内无当地感染病例报告的乡镇,以行政村为单位,1 个月内发现 5 例及以上当地感染的病例；在恶性疟流行地区,以乡（镇）为单位,1 个月内发现 2 例及以上恶性疟死亡病例；在非恶性疟流行地区,出现输入性恶性疟继发感染病例。

（17）血吸虫病：在未控制地区,以行政村为单位,2 周内发生急性血吸虫病病例 10 例及以上,或在同一感染地点 1 周内连续发生急性血吸虫病病例 5 例及以上；在传播控制地区,以行政村为单位,2 周内发生急性血吸虫病病例 5 例及以上,或在同一感染地点 1 周内连续发生急性血吸虫病病例 3 例及以上；在传播阻断地区或非流行区,发现当地感染的患者、病牛或感染性钉螺。

（18）流感：1 周内,在同一学校、幼儿园或其他集体单位发生 30 例及以上流感样病例,或 5 例及以上因流感样症状住院病例,或发生 1 例及以上流感样病例死亡。

（19）流行性腮腺炎：1 周内,同一学校、幼儿园等集体单位中发生 10 例及以上流行性腮腺炎病例。

（20）感染性腹泻（除霍乱、痢疾、伤寒和副伤寒以外）：1 周内,同一学校、幼儿园、自然村寨、社区、建筑工地等集体单位中发生 20 例及以上感染性腹泻病例,或死亡 1 例及以上。

（21）猩红热：1 周内,同一学校、幼儿园等集体单位中,发生 10 例及以上猩红热病例。

（22）水痘：1 周内,同一学校、幼儿园等集体单位中,发生 10 例及以上水痘病例。

（23）输血性乙肝、丙肝、HIV：医疗机构、采供血机构发生 3 例及以上输血性乙肝、丙肝病例或疑似病例或 HIV 感染。

（24）新发或再发传染病：发现本县（区）从未发生过的传染病或发生本县近 5 年从未报告的或国家宣布已消灭的传染病。

（25）不明原因肺炎：发现不明原因肺炎病例。

2. 食物中毒

（1）一次食物中毒人数30人及以上或死亡1人及以上。

（2）学校、幼儿园、建筑工地等集体单位发生食物中毒，一次中毒人数5人及以上或死亡1人及以上。

（3）地区性或全国性重要活动期间发生食物中毒，一次中毒人数5人及以上或死亡1人及以上。

3. 职业中毒　发生急性职业中毒10人及以上或者死亡1人及以上的。

4. 其他中毒　出现食物中毒、职业中毒以外的急性中毒病例3例及以上的事件。

5. 环境因素事件　发生环境因素改变所致的急性病例3例及以上。

6. 意外辐射照射事件　出现意外辐射照射人员1例及以上。

7. 传染病菌、毒种丢失　发生鼠疫、炭疽、非典、艾滋病、霍乱、脊灰等菌毒种丢失事件。

8. 预防接种和预防服药群体性不良反应

（1）群体性预防接种反应：1个预防接种单位一次预防接种活动中出现群体性疑似异常反应；或发生死亡。

（2）群体预防性服药反应：1个预防服药点一次预防服药活动中出现不良反应（或心因性反应）10例及以上；或死亡1例及以上。

9. 医源性感染事件　医源性、实验室和医院感染暴发。

10. 群体性不明原因疾病　2周内，1个医疗机构或同一自然村寨、社区、建筑工地、学校等集体单位发生有相同临床症状的不明原因疾病3例及以上。

11. 各级人民政府卫生行政部门认定的其他突发公共卫生事件。

（三）报告内容

1. 事件信息　信息报告主要内容包括：事件名称、事件类别、发生时间、地点、涉及的地域范围、人数、主要症状与体征、可能的原因、已经采取的措施、事件的发展趋势、下一步工作计划等。

2. 事件发生、发展、控制过程信息　事件发生、发展、控制过程信息分为初次报告、进程报告、结案报告。

（1）初次报告：报告内容包括事件名称、初步判定的事件类别和性质、发生地点、发生时间、发病人数、死亡人数、主要的临床症状、可能原因、已采取的措施、报告单位、报告人员及通讯方式等。

（2）进程报告：报告事件的发展与变化、处置进程、事件的诊断和原因或可能因素，势态评估、控制措施等内容。同时，对初次报告的《突发公共卫生事件相关信息报告卡》进行补充和修正。重大及特别重大突发公共卫生事件至少按日进行进程报告。

（3）结案报告：事件结束后，应进行结案信息报告。达到《国家突发公共卫生事件应急预案》分级标准的突发公共卫生事件结束后，由相应级别卫生行政部门组织评估，在确认事件终止后2周内，对事件的发生和处理情况进行总结，分析其原因和影响因素，并提出今后对类似事件的防范和处置建议。

（四）报告方式

获得突发公共卫生事件相关信息的责任报告单位和责任报告人，应当在2小时内以电话或传真等方式向属地卫生行政部门指定的专业机构报告，具备网络直报条件的同时进行网络直报，直报的信息由指定的专业机构审核后进入国家数据库。不具备网络直报条件的责任报告单位和责任报告人，应采用最快的通讯方式将《突发公共卫生事件相关信息报告卡》报送属地卫生行政部门指定的专业机构，接到《突发公共卫生事件相关信息报告卡》的专业机构，应对信息进行审核，确定真实性，2小时内进行网络直报，同时以电话或传真等方式报告同级卫生行政部门。

接到突发公共卫生事件相关信息报告的卫生行政部门应当尽快组织有关专家进行现场调查，如确认为实际发生突发公共卫生事件，应根据不同的级别，及时组织采取相应的措施，并在2小时内向本级人民政府报告，同时向上一级人民政府卫生行政部门报告。如尚未达到突发公共卫生事件标准的，由专业防治机构密切跟踪事态发展，随时报告事态变化情况。

（五）信息监控

1. 各级卫生行政部门指定的专业机构，应根据卫生行政部门要求，建立突发公共卫生事件分析制度，每日对网络报告的突发公共卫生事件进行动态监控，定期进行分析、汇总，并根据需要随时做出专题分析报告。

2. 各级卫生行政部门指定的专业机构对突发公共卫生事件分析结果要以定期简报或专题报告等形式向上级卫生行政部门指定的专业机构和同级卫生行政部门报告，并及时向下一级卫生行政部门和相同业务的专业机构反馈。

（六）技术保障

国家建立突发公共卫生事件相关信息报告管理系统，为全国提供统一的突发公共卫生事件相关信息报告网络平台，用于收集、处理、分析和传递突发公共卫生事件相关信息。信息系统覆盖中央、省、市（地）、县（市）、乡（镇、街道）。卫生行政部门指定的专业机构，负责辖区内网络密码的分配和管理。网络密码定期更换，不能泄露和转让。

（七）监督管理

1. 监督与指导　各级卫生行政部门对突发公共卫生事件相关信息报告工作进行监督管理，对辖区内各级各类医疗机构、疾病预防控制机构、卫生监督机构以及其他专业防治机构相关的突发公共卫生事件相关信息报告和管理情况进行监督，对违法行为依法进行调查处理。

2. 检查与考核　各级卫生行政部门指定的专业机构定期对本区域内突发公共卫生事件相关信息报告工作按照本规范要求进行检查与考核。

（八）突发公共卫生事件与传染病疫情监测信息报告的责任与处罚

1. 突发公共卫生事件与传染病疫情监测信息报告的责任　根据《突发公共卫生事件与传染病疫情监测报告管理办法》，国务院卫生行政部门对全国突发公共卫生事件与传染病疫情监测信息报告管理工作进行监督、指导。县级以上地方人民政府卫生行政部门对本行政区域的突发公共卫生事件与传染病疫情监测信息报告管理工作进行监督、指导。各级卫生监督机构在卫生行政部门的领导下，具体负责本行政区内的突发公共卫生事件与传染病疫情监测信息报告管理工作的监督检查。各级疾病预防控制机构在卫生行政部门的领导下，具体负责对本行政区域内的突发公共卫生事件与传染病疫情监测信息报告管理工作的技术指导。各级各类医疗卫生机构在卫生行政部门的领导下，积极开展突发公共卫生事件与传染病疫情监测信息报告管理工作。任何单位和个人发现责任报告单位或责任疫情报告人有瞒报、缓报、谎报突发公共卫生事件和传染病疫情情况时，应向当地卫生行政部门报告。

2. 突发公共卫生事件与传染病疫情监测信息报告的违法与处罚　根据《突发公共卫生事件与传染病疫情监测报告管理办法》，医疗机构有下列行为之一的，由县级以上地方卫生行政部门责令改正、通报批评、给予警告；情节严重的，会同有关部门对主要负责人、负有责任的主管人员和其他责任人员依法给予降级、撤职的行政处分；造成传染病传播、流行或者对社会公众健康造成其他严重危害后果，构成犯罪的，依据刑法追究刑事责任：

（1）未建立传染病疫情报告制度的。

（2）未指定相关部门和人员负责传染病疫情报告管理工作的。

（3）瞒报、缓报、谎报发现的传染病患者、病原携带者、疑似患者的。

疾病预防控制机构有下列行为之一的，由县级以上地方卫生行政部门责令改正、通报批评、给予警告；对主要负责人、负有责任的主管人员和其他责任人员依法给予降级、撤职的行政处分；造成传染病传播、流行或者对社会公众健康造成其他严重危害后果，构成犯罪的，依法追究刑事责任：

（1）瞒报、缓报、谎报发现的传染病患者、病原携带者、疑似患者的。

（2）未按规定建立专门的流行病学调查队伍，进行传染病疫情的流行病学调查工作的。

（3）在接到传染病疫情报告后，未按规定派人进行现场调查的。

（4）未按规定上报疫情或报告突发公共卫生事件的。

执行职务的医疗卫生人员瞒报、缓报、谎报传染病疫情的，由县级以上卫生行政部门给予警告，情节严重的，责令暂停6个月以上1年以下执业活动，或者吊销其执业证书。

责任报告单位和事件发生单位瞒报、缓报、谎报或授意他人不报告突发性公共卫生事件或传染病疫情的，对其主要领导、主管人员和直接责任人由其单位或上级主管机关给予行政处分，造成疫情播散或事态恶化等严重后果的，由司法机关追究其刑事责任。

个体或私营医疗保健机构瞒报、缓报、谎报传染病疫情或突发性公共卫生事件的，由县级以上卫生行政部门责令限期改正，可以处100元以上500元以下罚款；对造成突发性公共卫生事件和传染病传播流行的，责令停业整改，并可以处200元以上2000元以下罚款；触犯刑法的，对其经营者、主管人员和直接责任人移交司法机关追究刑事责任。

县级以上卫生行政部门未按照规定履行突发公共卫生事件和传染病疫情报告职责，瞒报、缓报、谎报或者授意他人瞒报、缓报、谎报的，对主要负责人依法给予降级或者撤职的行政处分；造成传染病传播、流行或者对社会公众造成其他严重危害后果的，给予开除处分；构成犯罪的，依法追究刑事责任。

二、突发公共卫生事件的信息发布

（一）突发公共卫生事件信息发布注意事项

1. 依法发布信息；依管理规定发布信息。

2. 建立新闻发言人制度，专人统一发布，掌握口径。

3. 主动、准确、及时发布信息。

4. 搜集舆情，研判信息。

（二）突发公共卫生事件信息发布内容

国务院卫生行政部门应当及时通报和公布突发公共卫生事件和传染病疫情，省（自治区、直辖市）人民政府卫生行政部门根据国务院卫生行政部门的授权，及时通报和公布本行政区域的突发公共卫生事件和传染病疫情。

突发公共卫生事件和传染病疫情发布内容包括：

1. 突发公共卫生事件和传染病疫情性质、原因。
2. 突发公共卫生事件和传染病疫情发生地及范围。
3. 突发公共卫生事件和传染病疫情的发病、伤亡及涉及的人员范围。
4. 突发公共卫生事件和传染病疫情处理措施和控制情况。
5. 突发公共卫生事件和传染病疫情发生地的解除。

第六章

学校卫生监督信息

第一节 学校卫生监督档案管理

一、概念

卫生监督档案,是指各级卫生监督机构在卫生监督检查、卫生质量抽检、卫生行政稽查、卫生行政许可、卫生行政处罚、卫生宣教、科研培训及党政管理等活动中直接形成的,对国家和社会、本单位工作具有查考、利用保存价值的文字、图表、声像等各种载体、各种门类的历史记录。

学校卫生监督档案工作是卫生监督工作的重要组成部分,是提高学校卫生监督工作质量和科学管理水平、加强规范化建设的必备条件。

二、主要依据

1.《中华人民共和国档案法》

2.《卫生档案管理暂行规定》

3.《机关文件材料归档范围和文书档案保管期限规定》

4.《归档文件整理规则》

5.《卫生监督员手册》(总论)

6.《学校卫生监督工作规范》

7.《卫生监督信息报告系统管理员使用说明书》

三、范围与形式

基层单位的学校卫生监督档案按监督对象实行分户档案和综合性业务档案管理。

学校卫生分户档案范围包括学校基本情况、预防性卫生监督、经常性卫生监督等相关资料,分户档案是以一个学校为单位进行归档,实行一校一档动态管理。

综合性业务档案范围包括年度工作计划、总结、专项工作资料、卫生行政处罚、各类学校卫生报表、学校突发公共卫生事件和卫生行政稽查等相关资料。综合性业务档案按一案一档的形式进行归档，其中卫生行政处罚案件、学校突发公共卫生事件的档案应在分户档案中做简明扼要的记载，以便于工作查阅。

四、档案管理的具体内容

（一）分户档案管理的具体内容

1. 学校基本情况

（1）学校名称、地址、法定代表人、联系人、联系电话等。

（2）学校类型。

（3）学校用地情况：总面积、建筑用地面积、运动场地面积、绿化用地面积等。

（4）教职员工及学生人数，学生宿舍、教室数。

（5）校内辅助设施数，包含超市及各类公共场所等。

（6）校医院、医务室、保健室等设置情况。

（7）学校饮用水供应情况。

（8）学生体检及健康档案情况等。

2. 预防性卫生监督资料　新、改、扩建校舍的选址、设计审查和竣工验收等相关资料。

3. 经常性卫生监督资料

（1）卫生许可：卫生行政许可、变更、延续、复核、注销等相关材料。

（2）日常卫生监督：学校传染病防控、饮用水卫生、教学生活环境质量卫生、公共场所卫生、学校卫生保健机构等监督过程中形成的监督执法文书、相关检查记录和其他相关文件材料。材料分专业按形成时间依次排列归档。

4. 不良行为在分户档案中以《行政处罚登记表》进行记录。

（二）综合性业务档案

1. 专项工作的具体内容

（1）计划或方案。

（2）过程性资料。

（3）汇总表、总结（上报需盖章）。

2. 学校卫生行政处罚档案的具体内容　卫生行政处罚决定、依据、立案、证据、案件裁量、听证、执行、结案、行政复议及行政诉讼等材料。按卫生行政处罚案卷档案有关要求进行归档。

3. 学校突发公共卫生事件处理档案内容　包括事件责任单位、事件类别、发生时间、发生地、暴露人数、发病人数、死亡人数、病情、事件原因、结论及事件调查、处理情况。

4. 学校卫生报表档案

（1）学校卫生被监督单位信息卡。

（2）学校卫生监督检查信息卡。

（3）学校卫生监督案件查处信息卡。

第二节　学校卫生监督信息报告

《学校卫生监督工作规范》中明确要求："各级卫生监督机构应当设置专（兼）职人员负责辖区学校卫生监督信息采集、报告任务，通过全国卫生监督信息报告系统及时、准确上报监督检查相关信息，及时更新学校基本信息情况"。"各级卫生监督机构应当定期汇总分析学校卫生监督信息，报同级卫生行政部门和上级卫生监督机构，并抄送同级疾病预防控制机构"。

一、学校卫生监督法定报表（批准文号：国统制〔2018〕50号，有效期至：2021年04月）说明

（一）学校卫生被监督单位信息卡相关说明

1. 学生总数　指在上一年度的9月1日到本年度的8月31日之间，学校在册的学生人数。

2. 教职员工数　指学校在职在岗的各类聘任人员。

3. 所在区域　参照教育部《教育管理信息 教育管理基础代码》（JY/T 1001—2012）进行分类。城区包括主城区、城乡结合区，镇区包括镇中心区、镇乡结合区和特殊区域，乡村包括乡中心区和村庄。

4. 学校类别　参照《学校卫生工作条例》《国民经济行业分类》（GB/T 4754—2017）和教育部《教育管理信息 教育管理基础代码》（JY/T 1001—2012）等规定进行分类。初级中学包括九年一贯制学校，高级中学包括职业中学、十二年一贯制学校和完全中学。

5. 办学性质　"其他"一栏主要指港、澳、台投资和国外投资的办学。

6. 校内辅助设施数　指校园内配套的有关设施，以及根据相关卫生法律法规的规定，校园内应纳入卫生监管范围的各行业单位数，包括有独立营业执照的单位。

7. 饮用水　指学校提供给学生的饮用水情况，学校饮用水包括学校供水方式和学生饮水类别。

供水方式：单选，同一学校有多种供水方式时填报其主要的供水方式，不供应饮用水或供应其他类型饮用水的填报"其他"。

（1）集中式供水：指根据《生活饮用水卫生标准》（GB 5749—2006）等规定，自水源集中取水，通过输配水管网送到用户或者公共取水点的供水方式（包括公共供水、自建设施供水和分质供水）。

（2）分质供水：主要指利用过滤、吸附、氧化、消毒等装置对城市集中式供水或其他原水做进一步的深度（特殊）处理，通过独立封闭的循环管道输送，供给人们直接饮用的水。

（3）二次供水：指根据《生活饮用水卫生标准》（GB 5749—2006）等规定，集中式供水在入户之前经再度储存、加压和消毒或深度处理，通过管道或者容器输送给用户的供水。

（4）分散式供水：指根据《生活饮用水卫生标准》（GB 5749—2006）等规定，直接从水源取水，无任何设施或仅有简易设施的供水方式。

饮水类别：可多选，同一学校有多种饮水类别时应当同时填报。

开水：指学校提供的煮沸后的水。

现制现售：指根据《卫生部办公厅关于加强现制现售饮用水卫生监督管理的通知》（卫办监督函〔2011〕571 号）规定，通过水质处理器现场制作饮用水并直接散装出售饮用水的供水方式。用于现场制作饮用水的水质处理器（包括现制现售饮用水自动售水机）必须获得涉水产品卫生许可批件，必须是以市政自来水为原水，出水水质必须符合水质处理器所标识的要求。

8. 卫生室、保健室　根据《国家学校体育卫生条件试行基本标准》（教体艺〔2008〕5 号），卫生室是指取得《医疗机构执业许可证》的学校卫生机构，保健室是指未取得《医疗机构执业许可证》的学校卫生机构。

（二）学校卫生监督检查信息卡相关说明

1. 监督类别　指本次监督检查所涉及的类别。

2. 学生体检数　指学生总数中，在上一年度的 9 月 1 日到本年度的 8 月 31 日之间接受了健康检查的学生人数。学生体检数≤学生总数。

3. 学生常见病防治　指在上一年度的 9 月 1 日到本年度的 8 月 31 日之间，按照《学校卫生工作条例》等规定，开展近视眼、龋齿、营养不良、肥胖等学生常见疾病的预防和矫治工作情况。开展了 4 项及以上学生常见疾病防治工作的填"全部"，开展了 1～3 项的填"部分"。

4. 地方病防控　指在上一年度的 9 月 1 日到本年度的 8 月 31 日之间，按照《学校卫生工作条例》等规定，对学生开展本地地方病的预防和矫治工作情况。

5. 定期（每学期 1 次）开展健康生活方式、营养和慢性病预防知识教育和

宣传活动　在宣传活动中只要涉及了健康生活方式、营养和慢性病预防中任一项就填"是"。

（三）学校卫生监督案件查处信息卡相关说明

1. 学校类别　已纳入被监督单位的同相应的被监督单位信息卡；尚未纳入被监督单位的填报被查处单位（个人）主要违法行为所属的"学校类别"。

2. 案件名称　手工输入单位（个人）名称＋主要违法事实等案。

3. 作出行政处罚决定日期　行政处罚决定书载明的日期。

二、学校卫生监督监测信息系统的操作方法与逻辑关系

（一）操作方法

1. 电脑上网，浏览器中进入卫生和计划生育监督信息平台。

2. 键入用户名及密码。

3. 依授权录入、维护"学校卫生被监督单位信息卡"。

4. 依授权录入、维护"学校卫生监督检查信息卡"。

5. 依授权录入、维护"学校卫生监督案件查处信息卡"。

6. 依授权录入、维护学校卫生"监督检查"和"监测评价"。

（二）逻辑关系

1. 系统实现个案报告，首先要健全"学校卫生被监督单位信息卡"，才能操作"学校卫生监督检查信息卡""学校卫生监督案件查处信息卡"及学校监督监测等模块。"学校卫生被监督单位信息卡"是信息系统操作的基础。

2. "学校卫生被监督单位信息卡"中的学校是指依法批准设立的普通中小学、中等职业学校和普通高等高校。组织机构代码和学历教育2个条件缺一不可。

3. 当启动"监督检查"和"监测评价"信息模块后，校内辅助设施的信息要与日常监督内容相一致。如某校辅助设施信息中有游泳池，则"监督检查"和"监测评价"信息模块可有相应的记录；反之，则信息有逻辑错误。

4. 同一学校，合用1个组织机构代码，有2个以上办学地点的，应填2份以上信息卡，但输入系统时组织机构代码不能重复，需合计后录入。

第三节　学校卫生监督信息的应用

《学校卫生监督工作规范》中明确要求"各级卫生行政部门应加强学校卫生监督监测信息系统建设，组织分析辖区学校卫生监督监测信息，为制定学校卫生相关政策提供依据"。

一、如何应用学校卫生监督工作信息

通过信息系统自动导出"学校卫生被监督单位信息卡"内容，可以如下应用：

1. 了解辖区学校基本情况，包括学校总数、男女学生数、教职工数、住宿制学校数，住宿学生数等。

2. 了解辖区学校辅助设施情况，包括食堂、宿舍、浴场、厕所、游泳场、体育馆、图书馆、宾馆、咖啡馆、浴室、美发室、影剧院、游艺厅等。

3. 了解辖区学校供水和饮水方式。

4. 了解学校健康管理情况，包括学校医疗机构数、卫生人员数、保健室数、保健教师数、学生体检数、有健康档案学校数、全部开展常见病学校数、部分开展常见病学校数、开展传染病地方病防控学校数、健康教育纳入计划学校数、有应急预案学校数、有生活饮用水制度学校数、有传染病制度学校数、有专人负责疫情报告学校数等。

5. 用于向教育行政部门通报，列出相应未达标或隐患的具体学校清单，如未设置卫生室或保健室学校名单、卫生室或保健室设置不符合要求学校名单、自建设施供水学校名单、分散式供水学校名单等。

二、如何解读统计报表

1. 要了解统计报表的出处。是专项检查、重点计划，还是日常全覆盖监督。不同出处的统计报表，数据涵盖面不同。

2. 要了解统计报表项目的定义。如课桌椅分配符合率与课桌椅配置合格率，是2个概念；桌面照度与桌面平均照度，是点与面的不同，等等。不同的定义，数据解释不同。

3. 重视统计报表下面的备注。如学校卫生监督判断依据，是《国家学校体育卫生试行基本标准》还是GB国标等。

4. 重视历年数据的比较。在数据同质前提下，通过比较能评估工作效果。

儿童青少年生长发育过程及其影响因素

第一节 学校传染病基础知识

一、传染病的种类

传染病的种类很多，根据传染病的危害程度和应采取的监督、监测和管理措施，《中华人民共和国传染病防治法》将 39 种传染病列为法定管理的传染病，并根据其传播方式、速度及其对人类危害程度的不同，分为甲类、乙类和丙类 3 类。

1. 甲类　甲类有 2 种，分别为鼠疫、霍乱。

2. 乙类　乙类有 26 种，分别为传染性非典型肺炎、艾滋病、病毒性肝炎、脊髓灰质炎、人感染高致病性禽流感、麻疹、流行性出血热、狂犬病、流行性乙型脑炎、登革热、炭疽、细菌性和阿米巴性痢疾、肺结核、伤寒和副伤寒、流行性脑脊髓膜炎、百日咳、白喉、新生儿破伤风、猩红热、布鲁菌病、淋病、梅毒、钩端螺旋体病、血吸虫病、疟疾、人感染 H7N9 禽流感。

3. 丙类　丙类有 11 种，分别为流行性感冒、流行性腮腺炎、风疹、急性出血性结膜炎、麻风病、流行性和地方性斑疹伤寒、黑热病、包虫病、丝虫病，除霍乱、细菌性和阿米巴性痢疾、伤寒和副伤寒以外的感染性腹泻病、手足口病。

《中华人民共和国传染病防治法》规定，乙类传染病中的传染性非典型肺炎、炭疽中的肺炭疽，按甲类传染病处理。

二、学校常见传染病的预防

（一）流行性感冒

1. 流行特征　流行性感冒（influenza）简称流感，是由流感病毒引起的急性呼吸道传染病。临床特点为急起高热、全身酸痛、乏力，或伴轻度呼吸道症状。该病潜伏期短,传染性强,传播迅速。流感病毒分甲、乙、丙3型,甲型流感威胁最大。流感的主要传染源是患者和隐性感染者。患者自潜伏期末到发病后5日内均可有病毒从鼻涕、唾液、痰液等分泌物排出,传染期约1周,以病初2~3日传染性最强。传播途径以咳嗽、喷嚏和说话所致飞沫传播为主。人群普遍易感,以小孩、老人和体弱多病者为主。

2. 预防措施

(1)预防接种:由于流感病毒变异很快,通常每年流行类型都有所不同,所以流感疫苗每年都要接种当年度最新的才能达到预防效果。

(2)隔离消毒:及时隔离患者,控制疫情扩散;使用醋酸室内熏蒸消毒空气或采用消毒剂雾化消毒。

(3)改善环境,开展健康教育:保持室内外环境卫生,经常开窗通风,保持室内空气流通;注意个人卫生,不随地吐痰,勤换洗衣服;大力开展健康教育。

(4)远离人群密集场所:在流感流行期间,少到人群集中的公共场所,减少传播机会。

(5)提高免疫力:加强体育锻炼,提高自身的免疫力。

(二)病毒性肝炎

病毒性肝炎(virus hepatitis)是由多种不同肝炎病毒引起的一组以肝脏损害为主的传染病,根据病原学诊断,肝炎病毒至少有5种,即甲、乙、丙、丁、戊型肝炎病毒,分别引起甲、乙、丙、丁、戊型病毒性肝炎,即甲型肝炎(hepatitis A)、乙型肝炎(hepatitis B)、丙型肝炎(hepatitis C)、丁型肝炎(hepatitis D)及戊型肝炎(hepatitis E)。另外一种称为庚型病毒性肝炎,较少见。

1. 传染源 主要为肝炎患者和病毒携带者,依肝炎类型不同传染源有差异。

(1)甲型肝炎:主要传染源为急性患者和隐性患者。病毒主要通过粪便排出体外,自发病前2周至发病后2~4周内的粪便具有传染性,而以发病前5天至发病后1周最强,潜伏后期及发病早期的血液中亦存在病毒。唾液、胆汁及十二指肠液均有传染性。

(2)乙型肝炎:传染源为急、慢性患者的病毒携带者。病毒存在于患者的血液及各种体液(汗液、唾液、泪液、乳汁、阴道分泌物等)中。急性患者自发病前2~3个月即开始具有传染性,并持续整个急性期。HBsAg(+)的慢性患者和无症状携带者中凡伴有HBeAg(+),或抗-HbcIgM(+),或DNA聚合酶活性升高或血清中HBV DNA(+)者均具有传染性。

(3)丙型肝炎:传染源为急、慢性患者和无症状病毒携带者。病毒存在于患者的血液及体液中。

(4)丁型肝炎:传染源为急、慢性患者和病毒携带者。HBsAg携带者是

HDV 的保毒宿主和主要传染源。

（5）戊型肝炎：传染源为急性及亚临床型患者。以潜伏末期和发病初期粪便的传染性最高。

2. 传播途径 肝炎类型不同,传播途径不同。

（1）甲型肝炎：主要经粪、口途径传播。粪便中排出的病毒通过污染的手、水、苍蝇和食物等经口感染,以日常生活接触为主要方式,通常引起散发性发病,如水源被污染或生食污染的水产品（贝类等）,可导致局部地区暴发流行。通过注射或输血传播的机会很少。

（2）乙型肝炎：传播途径包括：①输血及血制品以及使用污染的注射器或针刺等；②母婴垂直传播（主要通过分娩时产道血液,哺乳及密切接触,通过胎盘感染者约 5%）；③生活上的密切接触；④性接触传播（如果皮肤没有破损不会传染）。此外,尚有经吸血昆虫（蚊、臭虫、虱等）叮咬传播的可能性。

（3）丙型肝炎：传播途径与乙型肝炎相同,而以输血及血制品传播为主,且母婴传播不如乙型肝炎多见。

（4）丁型肝炎：传播途径与乙型肝炎相同。

（5）戊型肝炎：通过粪、口途径传播,水源或食物被污染可引起暴发流行；也可经日常生活接触传播。

3. 人群易感性 人类对各型肝炎普遍易感,各种年龄均可发病。甲型肝炎感染后机体可产生较稳固的免疫力,在本病的高发地区,成年人血中普遍存在甲型肝炎抗体,发病者以儿童居多。在高发地区,乙型肝炎新感染者和急性发病者以儿童为主,成人患者则多为慢性迁延型及慢性活动型肝炎；在低发地区,由于易感者较多,可发生流行或暴发。丙型肝炎的发病以成人多见,常与输血与血制品、药瘾注射、血液透析等有关。丁型肝炎的易感者为 HBsAg 阳性的急、慢性肝炎及或无症状携带者。戊型肝炎各年龄普遍易感,感染后具有一定的免疫力。各型肝炎之间无交叉免疫,可重叠感染、先后感染。

4. 预防措施 针对 3 环节开展预防,包括：

（1）控制传染源：对患者和病毒携带者的隔离、治疗和管理,以及观察接触者和管理献血员。患者从起病后可隔离 3 周,以控制传染源。

（2）切断传播途径：主要措施为推行健康教育制度；提倡使用一次性注射器等；搞好饮食、饮水及个人卫生,搞好粪便管理、食具消毒等。

（3）保护易感人群：甲型肝炎采用注射甲型肝炎疫苗（减毒活疫苗和灭活疫苗）,进行主动免疫。乙型肝炎注射乙肝疫苗,进行主动免疫。使用免疫球蛋白,进行被动免疫。

（三）肺结核

1. 流行特征 肺结核（tuberculosis）过去曾被称为"痨病",又被称为"白色瘟疫"，是最为常见的一种结核病，是由于结核杆菌在肺部感染所引起的一种对健康危害较大的慢性传染病。肺结核的主要传播途径为患者与健康人之间经空气传播。随咳嗽排出而悬浮于空气飞沫中的结核菌被健康人吸入后即可引起感染。患者随地吐痰，痰液干燥后结核菌随尘埃飞扬，亦可造成吸入感染。另外，与患者共餐、共用碗筷或喝了被结核菌污染了的生牛奶等，均有被感染的可能。

2. 预防措施 肺结核是一个流行较广的慢性传染病，必须以预防为主。预防结核病的传播必须抓好3个环节。

（1）控制传染源：结核病的主要传染源是结核病患者，尤其是痰结核菌阳性患者早期接受合理化疗，痰中结核菌会在短期内减少，以至消失，几乎100%可获治愈，因此早期发现患者，尤其是结核菌阳性者，及时给予合理的化疗。

（2）切断传染途径：结核菌主要通过呼吸道传染。因此禁止随地吐痰；对痰结核菌阳性患者的痰、日用品以及周围的东西要加以消毒和适当处理；室内可用紫外线照射消毒，每日或隔日1次，每次2小时；患者用过的食具应煮沸消毒10~15分钟，被褥在烈日下暴晒4~6小时，痰盒、便器可用5%~10%来苏水浸泡2小时，最好将痰吐在纸上烧掉或用20%漂白粉溶液泡6~8小时。

（3）接种卡介苗：卡介苗是一种无致病力的活菌苗，接种于人体后可使未受结核菌感染者获得对结核的特异性免疫力，保护率约为80%。可维持5~10年，因而隔数年后对结核菌素试验转阴者还需复种。接种对象是未经结核菌感染，结核菌素试验阴性者，年龄越小越好，一般在出生后3个月内注射，主要为新生儿和婴幼儿，中小学生和新进入城市的少数民族地区公民，结核菌素试验阴性者进行接种与复种。但种卡介苗所产生的免疫力也是相对的，应重视其他预防措施。

（四）流行性脑脊髓膜炎

流行性脑脊髓膜炎，简称流脑，是由流脑双球菌感染脑膜或脑脊髓膜而引起的呼吸道传染病，临床表现主要有高热、头痛、喷射状呕吐、脖子发硬。流脑双球菌也可以进入血液，引起败血症，皮肤出现紫色的瘀点或瘀斑，病死率为5%~10%，是严重危害儿童健康的传染病。

1. 流行特征 流脑冬春季节高发，一般在11~12月病例开始增多，第二年2~5月为发病高峰期。我国自1982年制定并实施普种A群流脑多糖疫苗的综合防治措施以来，且随着人们居住条件和卫生状况的不断改善，流脑发病率逐年下降，至2000年以后，发病率下降到0.2/10万以下。人群发病易感性较低，感染后往往表现为局部黏膜感染，为无症状携带状态，只有不到1%的人会出现临床症状。健康人群中携带病菌的比例在10%~20%之间，流行时携带比例会更高一些。婴幼儿发病最高,其次为学龄儿童及青少年,大规模接种疫苗的地区,成人发病率较高。流脑的高发季节为冬春季节。婴幼儿、儿童和青少年最容易感染流脑,特别是居住、生活、学习环境拥挤的人群。近年中小学生、进城务工人员及其子女是发病的主要人群。流脑是通过患者或病原携带者打喷嚏、咳嗽等形式,使病菌随飞沫进入其他人呼吸道而感染。

2. 预防措施 主要措施包括:

(1)养成良好的个人卫生习惯:如勤洗手,打喷嚏、咳嗽时使用手帕,不直接面对他人等,不要随地吐痰,不要随意丢弃吐痰或揩鼻涕使用过的手纸。

(2)改善环境:改善居住、工作环境的拥挤状况,经常通风换气,学校、办公室或居民家中应做到每天开窗至少3次,每次不少于10分钟。

(3)加强体育锻炼,增强抵抗力。

(4)接种疫苗:我国目前有两种疫苗,分别针对 A 群和 A+C 群,疫苗安全有效,保护效果也较好。

(5)早期发现、早期治疗:出现临床表现后,即去医院就诊。早期发现、早期治疗可以减轻症状、防止死亡。

(6)预防性服药:对于流脑患者的密切接触者来说,最好是在医务人员的指导下服用敏感的抗生素进行预防。密切接触者指同吃同住人员,包括家庭成员,托儿所、幼儿园、学校里的同班者及处在同一小环境中的人群。

(五)细菌性痢疾

1. 流行特征 细菌性痢疾(dysentery)简称菌痢,是由痢疾杆菌引起的一种常见的急性肠道传染病,是我国法定乙类传染病。主要临床表现是全身中毒症状、腹痛、腹泻、里急后重、脓血便、黏液便等。急性中毒型菌痢如果诊断治疗不及时,常常危及患者生命。菌痢在我国发病率很高,全国各地的城市和农村均有发生,一般农村高于城市。一年四季均可发病,但以夏秋季多见。各年龄的人群均可发病,以儿童发病率较高,其次为青壮年。由于痢疾杆菌容易产生耐药性,因此预防和治疗菌痢的难度也有所增加。急性、慢性患者和带菌者是菌痢的传染源,急性期患者排便次数多,大便中所含细菌数量较多,对周围环境污染严重,是主要的传染源。慢性患者患病时间较长,排菌时间也长,可持续数月至数年,患者症状轻微且活动范围大,传播机会多、范围广,作为传染源的危害不可忽视。恢复期带菌者虽然临床症状消失,但大便仍可排菌,也具有传染性。菌痢的传播途径主要为粪-口传播。痢疾杆菌从患者、带菌者粪便排出体外,通过苍蝇等直接或间接污染食物、水、各种日常生活用品、用具,进而再经口感染健康人。

2. 流行类型 根据不同的传播途径,可分为4种流行类型:

(1)食物型传播:生吃的瓜果、蔬菜被患者粪便污染以及餐饮制售人员是菌痢患者或带菌者,均可污染食物,造成食物传播,甚至造成食物型暴发或流行。

（2）经水传播:水源被污染,供水地区饮用污染水源人群可出现暴发或持续流行。

（3）日常生活接触:痢疾杆菌污染日常生活用品,如门把手、水龙头、桌椅、床铺、儿童玩具等,痢疾杆菌经手入口,引起人的感染,多为散发流行。

（4）经苍蝇传播:苍蝇带菌污染食物,健康人吃了被污染的食物可能感染,菌痢发病与苍蝇密度关系密切。人群对菌痢普遍易感,10～150个细菌即可引起发病,病后免疫力持续时间较短,不同类型的菌株之间无交叉免疫,短时间内也会再次发生感染。

3. 预防措施　主要包括:

（1）养成良好的卫生习惯:饭前便后洗手、勤剪指甲、不随地大小便、不在地上玩耍。

（2）注意饮食卫生:注意食品必须新鲜,不吃变质、腐烂、过夜的食物,存放在冰箱的熟食和生食不能过久,熟食应再次加热。生吃的食品及水果要清洗干净,最好再用开水洗烫。

（3）搞好"三管一灭",即管好水、粪和饮食以及消灭苍蝇。

（4）隔离患者:确诊菌痢的患者进行隔离治疗,对带菌者也应及时诊治,患者用过的餐具进行煮沸消毒,一般煮15分钟以上;粪便可在容器内加入粪便量1/5的漂白粉,搅拌均匀后放置1～2小时才可倒入粪池中。被褥和衣服要在阳光下暴晒,这样可控制感染。隔离到症状消失,每日大便1～2次,外观正常,停药后经大便两次培养阴性为止。

（六）急性出血性结膜炎

俗称红眼病,主要由肠道病毒70型(EV70)、柯萨奇病毒CA24变种引起。该病潜伏期短、传播迅速,发病率高,好发于夏秋季。

1. 流行病学特征与表现　传染源为患者。患者的泪水及分泌物中含有大量病毒。通过接触传播,常见为眼 - 手 - 眼的传播;如病毒污染了水源可造成大面积的流行。人类普遍易感,各年龄均可发生。愈后可有一定的免疫力,但仍可发生重复感染。潜伏期一般为24小时,最长不超过3天。起病急,发病后即出现剧烈的异物感、眼痛及怕光流泪等症状。眼睑肿胀,球结膜下出血。可发生角膜多发性上皮剥脱及点状上皮浸润。开始时可为单眼,但迅速累及双眼。分泌物初起为浆液性,以后变为黏液纤维素性。

2. 预防　积极治疗红眼病患者,并进行适当隔离;注意个人卫生,不用脏手揉眼;加强对游泳池、浴室、理发店卫生管理;不盲目乱用"预防性眼药水",避免交叉感染。

三、学校传染病的管理

1. 学校传染病的特点　学校是传染病的高发场所,是传染病的集散场所,学校极易造成传染病的暴发和流行,学校传染病具有季节性和年龄特点。

2. 学校经常性预防措施　改善学校的卫生条件;制定和执行合理的卫生制度;加强健康教育、培养良好的卫生习惯;提高学生的免疫水平。

3. 传染病流行期的措施　加强疫情报告、疫点的消毒、传染病疫情管理,包括疫情登记、疫情报告和疫情管理。

第二节　学生常见病基础知识

一、儿童青少年时期患病特点

儿童青少年期疾病具有鲜明的年龄特征,并和集体生活、学习条件密切相关。①婴幼儿期常见呼吸道疾病、消化道疾病、蛲虫病和佝偻病。②学龄前期急性呼吸道传染病和上呼吸道感染仍较多,消化道疾病有所下降,肠道寄生虫病、龋齿、沙眼等患病率有较大增加。③童年期(学龄期)呼吸道、消化道疾病仍居前列,与卫生习惯和生活条件有密切关系的蛔虫、沙眼感染最多见。与学习生活有密切关系的近视和脊柱弯曲异常等患病率比学龄前大幅增加。结核病、意外事故等与生活环境有密切关系。④青春期(中学阶段)沙眼和蛔虫感染率明显减少,龋患率也呈下降趋势(与乳恒牙交替有关),而与学习负担有关的近视却逐年明显增多。青春期少女中月经异常(包括痛经)较多见。青春期心理行为问题较为突出,应引起高度重视。

二、常见疾病

国务院 1990 年颁布的《学校卫生工作条例》明确规定:"学校应当做好近视眼、弱视、沙眼、龋齿、寄生虫、营养不良、贫血、脊柱弯曲异常、神经衰弱等学生常见疾病的群体预防和矫治工作"。儿少卫生学的重要任务之一就是研究儿童青少年常见病的发生、发展规律,掌握早发现和预防的方法,目的是控制和预防其发生,有效地降低这些疾病的患病率,保护儿童青少年健康。

（一）视力低下

1. 防治　视力低下的核心是防治近视。近视是指眼睛辨认远方(5m 以上)目标的视觉能力低于正常。主要有两种情况:①眼轴长度正常,而晶状体屈折力过强,称屈光性近视;②晶状体屈折力正常,但眼球前后轴过长,称轴性近视。据调查,在视力低下中近视所占比例,小学生为 50% ~ 60%(其余多为生理性远视），中学生为 70%～90%，大学生达 90% 以上。因此，预防近视是保护学生视力的核心。

2. 视力不良和近视的发生规律　调研证实，学生视力低下检出率（80% 以上为近视）随学习年限的增加而上升。年龄越小，轻度视力不良者比率越高；随年龄增长，重度视力不良者的构成比逐步上升，达到 50%～60%；而轻度者的构成比则从 7 岁时的 70% 左右逐步下降到 19～22 岁时的 10%～15%。

3. 近视发生原因及影响因素　儿童青少年近视的发生发展，是遗传和环境因素综合作用的结果。

（1）环境因素：据调查发现，睡眠时间短和视近工作时间长、躺着看书等因素与学生近视有关。

（2）遗传因素：学生近视的发生与否有家族遗传因素。

（3）体质、营养和健康因素：儿童青少年的体质、营养和健康状况在一定程度上可影响近视的形成和发展。青春期少年在生长突增的同时，眼轴出现一定程度延长，因而在学习负担加重和不良学习环境影响下，不仅易发生近视，而且其严重程度会加快发展。体质羸弱或患重病后抵抗力下降时，如持续用眼导致视疲劳程度加重，也易发生近视。还有研究提示，儿童青少年近视与糖、蛋白质、钙的摄入量和体内缺乏某种微量元素（如铬、锌、铜、钠）等因素有关。

4. 保护视力、预防近视　近视的发生原因和影响因素多种多样。保护视力、预防近视应兼顾各方面，采取有针对性的综合措施。

（1）限制近距离用眼时间：预防近视眼的根本措施是限制过多的长时间近距离视近物活动。缩短近距离工作时间，每天保证 1 小时以上的课外活动，睡眠要充足。应充分利用课间 10 分钟休息，采用活动性休息方式。每日可 3～4 次向 5m 以外的远处眺望；远望时宜选择固定目标，如树木和房屋，每次 5～10 分钟，避免刺眼的强光刺激。

（2）重视读写卫生：阅读、书写时坐姿要端正，眼与书的距离保持在 30～35cm 左右。在平面桌上阅读时，宜适当垫高书本上端，或使用可调式阅读架，使书本与桌面形成 30°～40° 夹角。读写持续时间应控制在一定范围内，每隔 1 小时左右应短时间休息，变换活动或望远，帮助消除视疲劳。边走路边看书，或在震荡大的车厢里看书时，书本与眼的距离不断改变，字体不易看清，同时由于需要不断调节，眼睛极易疲劳。躺着看书不易保持适当的眼书距离和充足的光照度，易使眼和全身都产生疲劳。还应避免在光线过强或过弱的地方读写。

（3）开展体育锻炼，增加室外活动：活动有助使眼压下降；弹跳活动时全身器官进入运动状态，而且为保证身体下落时的平衡姿态，双眼的几条眼肌须相互协调配合，使物像清晰呈现在视网膜上，从而显著改善视近物活动导致的眼肌紧张状况。眼保健操通过对眼部周围穴位的按摩，可使眼内气血通畅，改善神经营养，达到消除睫状肌紧张痉挛的目的。实践证明，眼保健操和其他用眼卫生措施相结合，可有效控制近视眼的新发病例，但眼保健操的动作应准确，并持之以恒。

（4）合理饮食，注意营养：合理营养是预防近视眼的综合措施之一。要使儿童养成良好的饮食习惯，不偏食，不挑食；保证各种营养素平衡摄入。儿童过量吃甜食可降低巩膜弹性，导致眼轴伸长，摄入精制糖应有一定的限制。

（5）改善学习环境：教科书、儿童读物的字体大小应符合"年龄越小字体应越大"的原则。文字与纸张背景的亮度对比应大些，字迹要清晰，便于阅读。尽量使用色深质软的铅笔，写的字体不宜过小，以减轻眼的负担。学校应定期检查教室的采光、照明状况；自然采光不足的应增加人工照明；及时检修损坏灯具。教室墙壁要定期粉刷，黑板要定期刷黑，使其平整无反光。课桌椅应根据学生身高进行调整，定期轮换座位，保证正确的读写姿势。

（6）定期检查视力：学校应每年两次进行视力检查，了解学生的视力变化，早期发现视力开始下降的学生，以便及时采取措施，控制近视的发生发展。

（7）健康教育：利用多种形式，深入开展用眼卫生的健康宣教，提高广大师生、家长和社会对保护视力重要意义的认识，培养良好的读写习惯，提高自我保健意识。

（二）沙眼

1. 流行病学　沙眼是由沙眼衣原体引起的慢性传染性眼病，传播面广，幼儿期和学龄期患病率高。感染沙眼的主要原因是由于不良的卫生习惯引起病原体传播。沙眼通过接触传染，凡是被沙眼衣原体污染的手、毛巾、脸盆、水及其他公用物品都可传播。儿童沙眼多由父母或其他家庭成员传染。

2. 预防措施　预防重点是防止接触感染，主要措施有：

（1）积极治疗现患者：是预防沙眼传播的最主动措施。在治疗儿童青少年患者的同时，还应抓紧治疗保教人员和家长中的现患者。

（2）人员培训：有计划地定期培训保教人员、保健教师和校医等，使他们掌握防治沙眼的基本知识，以及对沙眼的检查、诊断和治疗技能。

（3）加强健康宣教：采用各种形象、生动的方法，以学生、家长、教师、幼儿园保育员等为重点人群，传授有关沙眼的病因和防治方法。注意培养儿童爱清洁、讲卫生的习惯，如勤洗手，流动水洗脸，不共用毛巾和脸盆，不用脏手、衣服或不干净的手帕擦眼睛等。用过的手帕、毛巾要经常洗晒。

（三）龋病

龋病（caries，dental caries）又称龋齿（俗称虫牙），是牙齿硬组织的一种慢性、细菌性疾病，机体在内外环境因素影响下，在细菌作用的参与下，牙体硬组织的无机盐脱钙、电解质分解造成牙体组织破坏、缺损的一种疾病。龋病是人类流行广泛的慢性疾病，也是学生常见病之一，流行面广、发病率高、危害大。

1. 流行特点　我国儿童青少年龋患率存在以下特点：幼儿园儿童高于小学生，小学生高于中学生；城市高于农村，大城市高于中小城市。我国儿童青少年中有相当部分龋齿未得到治疗。中国学生体质与健康调研结果显示，2005—2014年间中国儿童青少年乳牙、恒牙龋失补率均呈显著增长趋势，小学生乳牙龋患状况严重，如14岁城市男童、城市女童、乡村男童、乡村女童恒牙龋失补率分别增长了7.25%、15.06%、7.48%、10.63%。乡村学生的乳牙龋失补率高于城市学生，而龋补率却低得很多，乡村的防龋工作力度还需加强。同时，在龋失补构成比中，龋失补率较低，仍是学生防龋工作的薄弱环节。及时矫治龋齿将成为我国学校口腔防治工作的重点。

2. 致病因素　根据 Keyes "三联因素论"，龋齿由细菌、食物和宿主（主要指牙的敏感性）等3种因素共同作用造成。其后 Newbrum 提出，龋齿的发生、发展是相对缓慢的过程，龋病须有充分的作用时间以完成致病过程，在 Keyes 理论基础上补充了一个时间因素，形成"四联因素论"。

（1）细菌：细菌是龋齿发生的必不可缺因素。主要致龋菌是变形链球菌，能产生葡萄糖基转移酶，使蔗糖转化为高分子细胞外多糖；多糖诱发变形链球菌的特异性聚集反应，使之易黏附于牙面。变形链球菌的产酸能力强，从而导致龋病的发生。要特别注意细菌、菌斑的相辅相成、共同致龋作用。菌斑（由黏附在牙面上的细菌和糖类食物残屑形成）是细菌在牙面上代谢和致病的生态环境。细菌在牙菌斑深处产酸，酸逐渐腐蚀牙齿，使牙齿脱钙、软化，造成组织缺损而形成龋洞。

（2）食物：碳水化合物（尤其蔗糖）是主要的致龋食物，不但可酵解产酸，降低菌斑 pH，还可通过合成细胞内外多糖的过程，直接参与菌斑的形成和作用。儿童爱吃的带有黏性的甜食、精细糕点、饼干、糖果等易黏附在牙面，或滞留在牙齿窝沟内发酵，诱发龋病。儿童睡前吃糖、饮用含糖饮料更易于致龋。

（3）宿主：指牙齿对龋病的抵抗力或敏感性。对宿主的抗龋力起重要作用的影响因素有：①牙齿的形态结构、排列组成，如牙齿的点、隙、裂、沟处易患龋。②牙齿排列不整齐，拥挤重叠，易滞留食物残渣和细菌，也易患龋。③唾液的流量越多，流速越快，其清洁牙齿、稀释口腔内酸的能力越强，越有助于抑制龋病发生。④营养状况。若膳食中缺乏蛋白质、维生素和矿物质（尤其微量元素氟），将显著降低牙齿的抗龋能力。⑤全身性内分泌功能改变，如甲状旁腺功能减退，甲状腺功能亢进或减退等病症，都会影响牙齿的抗龋能力。

（4）时间：对龋病发生的影响作用表现在两方面：①龋病的发生，即从开始形成菌斑到出现一个小的早期损害（大小刚能勾住探针），再发展为龋洞，是一个缓慢的逐步发展过程，平均需 18 个月。如能在其不同发展阶段及时干预，可收到良好的防治效果。流行病学研究发现，所有牙的龋齿发生都有明显的周期性曲线，一般在牙萌出后 2~4 年内龋患达到高峰，以后逐渐下降，提示在牙釉质表面的成熟过程中易患龋。②2~14 岁在整个儿童少年生长过程中，既是乳牙，也是恒牙的患龋敏感期。其中 6~8 岁期间龋患率的下降，是因为乳恒牙交替而出现的假象。实际上，在该年龄期前后 5 年左右，都是龋病发病的高峰期。

3. **龋齿的预防措施** 应针对龋病发生的四联因素，采取综合措施。

（1）加强口腔保健宣教：教育儿童从小认识口腔保健的重要性，懂得龋齿对健康的严重危害，培养良好卫生习惯。学校应和家长密切配合，督促孩子从小注意口腔清洁，养成早晚刷牙、饭后（或吃糖果后）漱口、睡前不吃零食的习惯。应强调睡前刷牙比早上刷牙更重要，目的是清除残留食物，减少菌斑形成。要指导儿童采用正确的刷牙方法。

（2）定期口腔检查：每年应至少保证 1 次。每次口腔检查后，学校应认真分析检查和治疗结果，修订预防措施，调整治疗方案。

（3）合理营养和体育锻炼：日常饮食中应供给合理充分的营养，尤其应注意摄入钙、磷、维生素（尤其维生素 D）；适当多补充优良蛋白质和富含钙的食物，及富含纤维素的蔬菜。应加强体育锻炼和户外活动，接受足够的日光，促进身体和牙齿发育，增强抗龋能力。

（4）药物防龋：主要使用氟化物，是世界公认的有效防龋方法，有全身加氟法和局部加氟法两种。前者主要是在低氟地区对饮用水进行加氟处理，使机体摄入氟化物后再转运至牙釉质。不同地区水源含氟量不同。为确保氟化饮水的安全性，各地应以氟牙症指数（反映人体摄氟量）作为饮水加氟的依据。若氟牙症指数大于 0.6，不需饮水加氟。对年幼儿童，实施中应加强监督，防止大量吞入氟制剂，导致氟中毒。

（5）窝沟封闭：是 WHO 推荐的一个重要防龋措施。牙面的窝沟，特别是磨牙的𬌗面窝沟和各牙间的点隙裂沟，是釉质发育的薄弱结构，易窝藏口腔细菌并在其中形成菌斑，而且极不易清洁，故最易受到龋蚀的侵害。窝沟封闭利用合成高分子树脂材料的强大防酸蚀能力，将点隙裂沟封闭，像一道屏障，起到隔绝口腔致龋因素侵害窝沟的作用。正确选择适应证，对取得良好的封闭效果至关重要。重点选择那些牙面深、窝沟窄的牙齿以及那些已患早期龋或可疑龋的点隙裂沟进行封闭。封闭乳磨牙宜在 3~4 岁，封闭第一恒磨牙宜在 6～7 岁，封闭双尖牙、第二恒磨牙应在 12～13 岁时进行。但其涂料较易脱落，应定期检查和复涂。

（四）单纯性肥胖

肥胖是一种常见的营养代谢性疾病。肥胖有两种类型，一为单纯性肥胖，主要因摄食量过多、"以静代动"的生活方式，缺乏运动等原因引起。另一种是继发性肥胖，因神经内分泌功能失调或代谢性疾病引起；儿童青少年时期的肥胖绝大多数为单纯性肥胖。

1. 流行病学　流行病学意义上的肥胖主要指来自筛查的"肥胖状态"；真正意义上的"肥胖症"取决于临床诊断。欧美发达国家儿童青少年的肥胖流行率一般为 10%～20% 左右。我国 20 世纪 80 年代肥胖检出率尚很低；90 年代开始，超重、肥胖检出率迅速增加；特别自 1995 年以来，伴随生活水平迅速提高，城市儿童青少年超重、肥胖检出率呈成倍增长趋势。部分大城市小学男生的肥胖检出率已接近发达国家水平，是儿童青少年中的肥胖高危人群。与此同时，部分发达地区乡村儿童中的肥胖率增长趋势也不容忽视。

2. 肥胖发生的影响因素　单纯性肥胖病因复杂，大体可归纳为遗传和环境 2 个方面：

（1）遗传因素：肥胖受遗传影响，有一定的家族倾向。

（2）环境因素：膳食营养、社会经济条件、家庭环境、体育活动等与儿童肥胖的发生有密切关系。在热能摄入的增加超过热能消耗的情况下，多余热能以甘油三酯形式储存于体内，导致肥胖。不良饮食习惯，如吃饭速度快、晚上进食多、爱吃甜食、边吃饭边看电视等，都易发生肥胖。社会经济条件对肥胖发生有很大影响。发达国家中，低阶层儿童肥胖检出率高于高阶层者数倍以上；而在发展中国家，肥胖儿主要发生在高阶层人群。

3. 肥胖易感阶段　儿童青少年发生肥胖，有 4 个较敏感的年龄阶段：①孕后期：孕期 30 周开始，胎儿细胞繁殖迅速，对热量增加的反应敏感。②婴儿期（尤其生后 9 个月内），细胞体积迅速增大，易积聚脂肪。③青春早期，无论男女，因身体需要为生长突增准备充足能源，使下丘脑对饱食中枢的抑制作用下降，食欲猛增，易因过食而导致肥胖。④青春后期：生长速度减慢，热量总需求下降，但青少年食欲仍很旺盛，加之某些不良饮食习惯已养成，易使膳食摄入热量超过身体热量消耗，久之引起肥胖。

4. 肥胖对儿童青少年健康的影响

（1）心理影响：肥胖对儿童心理的影响是较严重的，不容忽视。肥胖发生越早，对个性、性格、气质、情绪和社会化能力发展越有长久的不利影响。青春期少年因对体型、体相高度敏感，对肥胖更感苦恼；女孩常因减肥心切而过分节食，影响健康，少数甚至因心理冲突激烈而产生自杀意念和行为。

（2）健康影响：肥胖婴儿易患呼吸道感染；重度肥胖者易患疖肿、黑色棘皮症、皮肤皱褶处擦伤等。儿童青少年时期的肥胖若得不到及时纠正，约60%可带入成年。肥胖既是一种独立的疾病，同时也会对诸如2型糖尿病、动脉粥样硬化、原发性高血压等成年期疾病的发生留下重大隐患。

5. 预防 应从小养成良好的饮食习惯，纠正偏爱高糖、高脂、高热量的饮食习惯。指导家长掌握科学的儿童营养知识，不应把进食量多少或以吃某种食物作为对儿童的奖惩手段。在肥胖发生高峰阶段尤应注意对体重的定期监测。加强体育锻炼与户外活动，应养成每天锻炼的好习惯。学校和家长应协调配合，为儿童营造良好的体育运动氛围。肥胖儿童应限制过量进食，摄取的热量、蛋白质和其他营养素既能保证生长发育充分，又能使储存脂肪逐渐减少。慢跑、快走、爬山、游泳、有氧体操等都能通过低强度、有节奏、持续一定时间的有氧运动，消耗体内多余脂肪，达到有效减肥、促进健康的目的。

（五）营养不良

营养不良，指蛋白质热能不足造成的营养不良。迄今仍是对全球儿童健康和生存的主要威胁，贫困国家尤其多见。我国学生人群近年来营养不良患病率显著下降，但还应继续加强对营养不良的防治。

1. 原因 小儿（尤其2岁以下）是营养不良的高发人群，其中断奶前后的婴儿最常见。学龄儿童青少年发生营养不良的原因与之不尽相同，主要有：

（1）膳食摄入不足：儿童生长迅速，热能与营养素需求量大，如进食量过少，热能与蛋白质供给长期不足，同时膳食维生素或铁、锌等微量元素摄入过少，可发生营养不良。

（2）不良饮食习惯：挑食、偏食、吃零食过多、以大量饮料代替食物等都是导致营养素摄入不足或不平衡的重要原因。有些青少年追求"体型美"，不恰当地节食减肥，也可导致蛋白质、热能摄入不足，造成营养不良。

（3）疾病：儿童青少年时期的某些疾病，如胃病、慢性肠炎等影响食物的消化吸收；龋齿疼痛影响咀嚼功能；肠道蠕虫感染，因蛔虫、钩虫、鞭虫等大量消耗营养素，直接导致营养素的吸收不足。慢性消耗性疾病如结核、肝炎等，营养素消耗量大，恢复期需求殷切，若供给不足或不及时，也可导致营养不良的发生。

2. 儿童营养不良筛检标准 主要采用身高别体重法。它简明、直观，可排除用单项身高或体重评价的片面性。该标准在身高别体重标准基础上，以<70%为重度营养不良，70%~80%为中度营养不良，80%~90%为轻度营养不良，90%~110%为正常。

3. 营养不良预防

（1）保证合理营养：学龄儿童和青春期少年生长发育旺盛，须供给营养丰富的食物,如牛奶、鸡蛋、豆浆、豆腐、鱼、肉类、蔬菜水果等。合理安排膳食结构,实现营养素平衡摄入。保证早餐质量,组织学校营养午餐,以每天主要营养素需要量的40%在午餐中供给为准,满足儿童生长发育需要。

(2)培养良好饮食习惯:应从小纠正挑食、偏食、吃零食过多等不良习惯,定时、定量进餐。发现食欲下降儿童应及时查明原因,合理调配膳食,使其尽早恢复正常的营养摄入。

(3)定期体检及早筛查:以学校为单位,通过定期体检及早筛查和确诊营养不良,积极治疗肠道蠕虫感染和消化道疾病等。对处于慢性消耗性疾病康复阶段的学生,应提供专门的营养指导,配合营养治疗和体育锻炼,促其早日康复。

(六)贫血

贫血以缺铁性贫血最常见,指周围血液中的血红蛋白浓度、红细胞数、红细胞比积低于正常。缺铁性贫血可发生于任何年龄,而以6个月~2岁患病率最高。我国儿童青少年近年来贫血状况有显著改善,但群体患病率仍较高。学龄期患病率呈规律变化:低年龄小学生出现高峰,其后逐步下降;伴随青春期发育,14岁左右出现第二个高峰;患病率整体上乡村高于城市,女生高于男生。

通常以血红蛋白浓度(g/L)作为人群中贫血的筛查指标,依据《儿童少年血红蛋白筛检标准》(GB/T 17099—1997)(附表1-1),定期开展血红蛋白检测,及早发现儿童青少年中的贫血患者。

附表1-1 儿童青少年血红蛋白正常值下限

年龄(岁)	性别	正常值下限(g/L)
6~	男、女	110
12~	男	120
	女	115
15~17	男	130
	女	120

缺铁性贫血的血红蛋白诊断可依据WHO颁布的"血红蛋白浓度用于诊断贫血和评估其严重程度"。海拔1000m以上时应用血红蛋白浓度推荐调整值如下(附表1-2)。

附表 1-2　WHO/UNICEF/UNU 儿童青少年血红蛋白浓度筛查贫血及其严重程度分类标准

（单位：g/L）（适用于海平面）（2001）

性别 - 年龄组	非贫血	贫血		
		轻度	中度	重度
6 个月至未满 5 岁	≥ 110	100 ~ 109	70 ~ 99	< 70
5 ~ 11 岁	115	110 ~ 114	80 ~ 109	< 80
12 ~ 14 岁男	120	110 ~ 119	80 ~ 109	< 80
12 ~ 14 岁女	120	110 ~ 119	80 ~ 109	< 80
15 ~ 17 岁男	130	100 ~ 129	80 ~ 109	< 80
15 ~ 17 岁女（未妊娠）	120	110 ~ 119	80 ~ 109	< 80
15 ~ 17 岁女（已妊娠）	110	100 ~ 109	70 ~ 99	< 70
≥ 18 岁男	130	100 ~ 129	80 ~ 109	< 80
≥ 18 岁女	120	110 ~ 119	80 ~ 109	< 80

（数据来源：WHO, UNICEF, UNU, Iron deficiency anemia: assessment, prevention and control, a guide for programme managers. Geneva, World Health Organization, 2001.）

1. 发生原因及影响因素　主要包括：

（1）机体需铁量增多：青春期少年生长迅速，需铁量增加。3 ~ 10 岁儿童需铁 10mg/d，青春期则可高达 15 ~ 18mg/d，比成人需求量高出近一倍。女孩月经来潮后若不及时补充因经血而丢失的铁，易发生贫血。此外，儿童青少年在患病初愈后常出现赶上生长，食欲旺盛，需铁量大增，如供铁不足易发生贫血。

（2）铁摄入量不足：①摄入食物中含铁量不足；②缺乏铁营养知识。

（3）长期慢性失血：体内存在慢性反复出血的原因，如钩虫病、胃溃疡、肠息肉、月经不调等，可因铁丢失过多，影响血红蛋白和红细胞生成，发生贫血。

2. 缺铁性贫血的危害　即使轻度缺铁性贫血，也会对儿童青少年的生长发育和健康产生不良影响，表现在以下方面：①影响体内几十种含铁细胞酶的活性，导致细胞呼吸障碍，阻碍生长发育进程，导致体力（尤其肌力和耐力）下降。②使血红蛋白合成减少，红细胞携带和输送氧的功能减弱，导致大脑及身体组织慢性缺氧，学习能力下降，甚至出现行为异常。③降低免疫系统功能，造成身体抵抗力下降，易罹患呼吸道、消化道疾病。

3. 缺铁性贫血防治　包括：

（1）营养健康教育：以铁营养为重点，进行科学营养知识宣教，自幼培养良好饮食习惯。

（2）合理膳食：选用补铁食物时，尽量选择含铁量和吸收率高的食物，而且应考虑其综合营养效应。

（3）合理应用强化含铁食品：强化食品中多含易被吸收的二价无机铁，是快速纠正缺铁性贫血的重要途径。但是，强化铁食品不宜过量摄入，否则会使铁的摄入量超过需要量，甚至引起铁中毒。

（4）积极治疗贫血：定期检测学生血红蛋白浓度，以早期发现贫血患者。已来月经女孩要注意补充含铁及蛋白质丰富的食物；月经过多者应适当加服铁剂。根据贫血的轻重程度，酌情决定是否采用铁剂治疗。对疾病导致的贫血应对症治疗，在医生指导下使用铁剂。

（七）蛔虫病

蛔虫病又称蛔虫感染，是人蛔虫引起的一类肠道寄生虫病，我国各地分布广泛，是儿童期最多见的肠道寄生虫病。我国以往儿童青少年蛔虫感染率很高，据 1988—1992 年全国调查资料，14 岁以下儿童平均感染率 42.8% ~ 54.2%。近年通过采用集体驱蛔等综合措施，使蛔虫感染率显著下降。中国学生体质调研结果表明，1991—2005 年期间我国乡村 7 岁男女生蛔虫感染率分别由 21.6% 和 24.6% 下降至 8.1% 和 8.4%。蛔虫感染的严重程度可用感染度来评价，一般蛔虫感染率高的地区，感染度也较重。感染度是指每克粪便含的蛔虫卵数。轻度者每克粪便含蛔虫卵 ≤ 1000 个；中度者含 1001 ~ 5000 个；重度者含 5001 ~ 19 000 个；极重度者含量 ≥ 19 000 个。我国儿童的蛔虫感染度以轻度占绝大多数，中度较少，重度以上者极少。

1. 感染方式和途径　蛔虫主要经口进入人体，故其感染和个人卫生习惯有密切关系。不经常剪指甲、饭前便后不洗手、生吃未洗净的瓜果蔬菜、喝生水、把手指放在口吸吮等不卫生习惯，是导致蛔虫病流行的主要原因。

2. 危害　成虫寄生在人体小肠内，吸取肠内半消化食糜为营养。WHO 专家估计，寄生在小肠内的蛔虫成虫，每 26 条一天可使人丧失 4g 蛋白质。蛔虫在体内产生的症状轻微，一般仅有轻度消化不良及神经症状，如食欲减退、瘦弱、易激惹、睡眠不安、磨牙、夜惊等。有些患儿有轻微腹痛。但蛔虫所致的并发症很严重，常见胆道蛔虫病、肠梗阻、阑尾炎及肠穿孔等，可危及生命。

3. 防治措施　包括以下 2 个方面。

（1）预防感染：蛔虫繁殖力强，传播方式多，既易交叉感染又易自身重复感染。大力开展健康宣教，对象包括儿童、家长、学校教职员工和保教人员，尤其集体机构炊事员，督促他们养成良好卫生习惯。农村要做好粪便管理，推广各种无害化处理经验；做好牲畜饲养的科学管理，防止重复感染。

（2）驱蛔：治疗蛔虫感染不仅可保护儿童健康，而且能降低对周围环境的污染，减少疾病传播，是积极的预防手段。集体驱蛔的人群适应证是经监测发现学生蛔虫感染率在 40% 以上的地区、学校。若蛔虫感染率低于 40%，须坚持先粪检、后投药的驱虫方针。前者针对该地区所有学生，后者只针对粪检阳性者。尽量选用安全、广谱、高效、方便、价格适宜的驱虫药物，使驱蛔做到安全、有效。

（八）意外伤害

意外伤害指无目的性的、无意识的伤害，如车祸、溺水、跌落、烧伤、烫伤、中毒、切割伤、动物咬伤、医疗事故等。在伤害死亡中，意外伤害占第一位。

1. 导致儿童青少年意外伤害的危险因素　意外伤害虽是突发事件，但存在内部的发展规律；它是受伤者、动因、环境等诸多因素综合作用的结果。

（1）个体因素：不同年龄儿童青少年的生理、心理成熟水平和社会认知特点都不同。伤害事故在婴儿期和青春期出现 2 个高峰，但整个儿童青少年人群都不应疏漏预防。除医疗事故外，各类非故意伤害的发生率、死亡率男性都显著高于女性。

（2）家庭因素：家庭的稳定性、经济状况、父母文化水平和养育态度，都直接影响到对儿童青少年的关爱或忽视。家长严于防范可减少儿童青少年伤害。家长提高对伤害的认知程度，在日常生活中对孩子进行安全教育也可减少伤害发生。家庭关系冷淡、夫妻感情破裂，都影响对儿童少年的关注程度，这些会为儿童青少年伤害的重要环境危险因素。

（3）社会因素：儿童青少年经常出入的公共设施，学校的体育设施、器材的安全，从设计到建造的各环节都应加强预防性监督。法律可约束儿童青少年骑自行车和开车的年龄。大众媒体在安全教育中的作用，引导儿童青少年正确理解电视、电影、图书中"英雄人物"的冒险行为，可减少伤害性行为。医疗保障条件如急救、急诊系统的完善，可显著降低伤害的严重性。

2. 意外伤害的预防　预防控制意外伤害应有全面的对策既应包括技术层面，也应包括教育、法律层面的内容。

（1）安全教育和社区康复：安全教育是一级预防的关键措施之一，目标是提高父母、儿童青少年的安全意识，减少环境中的危险因素。社区康复是三级预防的核心措施之一。包括加强父母、教师的急救知识与技能教育，掌握伤害的紧急处置；教育孩子减少易导致伤害的行为；指导父母对子女的安全教育等。采取这些措施可显著减少残疾的发生，减轻其严重程度，减轻家庭和社会的负担。

（2）法律政策：制定相应法律法规，消除可能引起意外伤害的危险因素。

（3）监测：利用现有的疾病监测系统，对儿童青少年意外伤害的死亡率和死因构成、死因顺位、伤害的外部原因、因伤害缺课率，伤害的直接经济损失等进行监测,可为制定意外伤害的预防策略与措施提供依据,有重要公共卫生意义。

（4）干预:①主动干预,个体自身选择一定的安全设备,或采取一定的行为方式,以达到避免伤害的目的。②被动干预,通过环境因素的改变来减少伤害的风险。包括:教育干预是通过对家长和儿童的安全教育,减少环境危险因素,改变危险的行为方式,增加安全行为;技术干预则是通过设备与产品的设计与革新,使伤害风险减少。③强制干预,通过立法手段进行干预。④紧急处置,是通过完善急救系统,开通医院急救绿色通道,提高医院急诊处理和护理水平,使受伤儿童青少年在最短时间内得到最好的医疗服务,减少伤害死亡率和功能损伤。

第三节　学生营养学知识

合理膳食是健康的重要基石之一,不同的学习负荷和工作环境对于营养也会有相应的需求。为了保证身体健康,应按照平衡膳食的要求,合理摄入各种营养素。

一、儿童青少年膳食营养需求

维持人体生命与健康必需的营养素多达40余种,可分为蛋白质、脂肪、碳水化合物、无机盐、维生素、水和膳食纤维7类。

（一）热能

是由食物中的蛋白质、脂肪、碳水化合物3类产能营养素提供。儿童青少年每日热能需要量主要由个体的基础代谢率、活动状况和生长速度共同决定。不同发育期的个体热能需要量不同;进入青春期突增阶段者的热能需要量猛增,开始出现显著的性别差异。男孩瘦体重（肌肉）增长快,比同龄女孩需要摄入更多的热能。发育期儿童青少年对热能供给量极其敏感,若热能不足,可首先引起体重下降,然后可出现身高增长缓慢或停滞现象;热能供给过多,可引起超重和肥胖。目前我国儿童青少年群体营养不良现象依然存在,但肥胖发生率也在快速增长。应经常通过体重监测,对照BMI正常值,做到膳食热能摄入与机体热能消耗相平衡,这有利于正常发育。

（二）蛋白质

生长发育不但需要充足的蛋白质,且要求一定量的优质蛋白质。发育期蛋白质供给量不足和（或）质量差,可导致生长迟滞,免疫功能低下,严重者出现消瘦、矮身材、贫血、性发育落后,智力发育迟缓等。牛奶含优良蛋白质和丰富的钙,奶中的乳糖可促进钙的消化吸收。儿童青少年每天应摄入 300~500ml 牛奶。大豆也属优良蛋白质，且优质蛋白含量高。在经济不发达的农村，多吃些豆类及其制品，也可增加优质蛋白质的摄入量。

（三）脂肪

脂肪对生长发育的影响主要体现于不同类型脂肪酸的作用。必需脂肪酸可促进婴幼儿视觉器官发育、维持脑和视觉正常功能、保障青春期性发育。必需脂肪酸缺乏可引起生长迟缓、生殖障碍、皮肤损伤（出现皮疹等）以及神经和视觉方面的多种疾病。由于膳食中饱和脂肪酸有升高血脂的作用，而多不饱和脂肪酸能降低血脂，建议以植物油为主，并减少油炸食品的摄入量。可适量食用核桃、芝麻、花生、瓜子等坚果类，每周吃 1~2 次海产品，增加必需脂肪酸和磷脂的摄入。

（四）碳水化合物

碳水化合物是身体主要能量来源，对保障身体发育、维持大脑功能有重要作用。碳水化合物在体内消化产生的葡萄糖，是脑细胞唯一能利用的能源。若摄入不足，可出现记忆力下降，头昏嗜睡、注意力不集中，学习效率低，体重下降等。早餐中应含有一定量的碳水化合物，为上午紧张的学习提供能量。膳食纤维能增强肠蠕动，有利于粪便排出，并有降血脂、控制体重等作用。全谷粒、粗粮、杂粮、蔬菜和水果等都是膳食纤维的来源。儿童青少年应每日摄入 300~500g 粮谷类，经常吃些粗粮和杂粮，养成喜欢吃蔬菜水果的好习惯。

（五）无机盐

1. 钙　钙对生长发育至关重要，能促进骨骼的生长和健康。钙摄入不足，可引起骨钙化不良，骨密度下降，严重者可导致生长发育迟缓，骨骼变形。牛奶是补充钙质最佳的天然食物，豆类及其制品、虾皮、芝麻等含钙也很丰富。

2. 铁　生长发育中的个体，随着血液容量和肌肉重量的增加，对铁的需要量增高。青春期女孩月经中的生理性铁丢失，易发生缺铁性贫血。贫血可影响体格和智力发育，使学习效率和活动强度降低，机体免疫功能和抗感染能力下降。应经常摄入含铁丰富的食物，如动物肝脏、全血、瘦肉、海产品、黑木耳、芝麻酱等。

3. 锌　锌对生长发育有明显促进作用，儿童是锌缺乏的易感人群。缺锌表现为食欲减退，头发稀疏枯黄，体格和智力发育迟滞，伤口不易愈合，异食癖，免疫力下降等。贝壳类海产品、瘦肉、花生等含锌量较高。

4. 碘　碘缺乏是导致儿童体格和智力发育迟缓的直接原因。青春期需碘量增加，供给不足易导致甲状腺代偿性肿大。海产品含碘丰富，儿童青少年应经常摄入海产品。

（六）维生素

维生素在生长发育过程中起重要的调节作用。维生素种类多，绝大多数需要每天从食物中摄取；如果长期缺乏某种维生素，可引起代谢紊乱，出现该维生素缺乏症。①维生素 A 对维持正常视觉功能、促进细胞的生长、分化发挥作用。维生素 A 缺乏可导致暗适应下降，引发眼干燥症，造成生长发育停滞、骨发育不良、牙齿发育缓慢，甚至影响免疫功能。动物肝脏富含维生素 A，每周应摄入 1～2 次（尤其是羊肝）。深色蔬菜富含胡萝卜素，可以在体内转变为维生素 A，每天应摄入 200～300g 深色蔬菜。②B 族维生素、叶酸和生物素等，主要参与能量代谢和神经系统的功能维持，是促进身体和智力发育所必需的神经营养物质。③维生素 C 能促进胶原和神经递质合成，促进铁的吸收，提高机体免疫力。对预防疾病、保障正常生长发育起重要作用。④维生素 D 能促进钙的吸收，加速钙沉积于骨骼，促进骨骼、牙齿发育；缺乏维生素 D 会降低食物中钙的吸收利用，使骨密度降低，生长发育迟缓，并增加将来患骨质疏松症的危险。户外活动是身体获取维生素 D 的最好来源。

（七）水

水对于维持生命的重要性仅次于空气。年龄越小，体内含水比例越高；成人水体内含量占体重的 55%～65%，而婴幼儿体内水含量则高达 70%～80%，人体的一切生物化学反应都必须在水的介质中进行。水的主要来源是饮用水，其次是液体、固体食物的水分。正常情况下，每日摄入和排出的水量必须保持一定的平衡，日均需水量约为 2500ml，对于儿童青少年来说，14～17 岁男生每天饮水 1400ml，女生每天饮用 1200ml。儿童青少年膳食水适宜摄入量见附表 1-3。水最好的来源是白开水。

附表 1-3　儿童青少年膳食水适宜摄入量

人群	饮水量[a]/（L/d）		总摄入量[b]/（L/d）	
	男	女	男	女
4 岁～	0.8		1.6	
7 岁～	1.0		1.8	
11 岁～	1.3	1.1	2.3	2.0
14 岁～	1.4	1.2	2.5	2.2
18 岁～	1.7	1.5	3.0	2.7

注：a 饮水量是指温和气候条件下，轻体力活动水平。如果在高温或中等以上身体活动时，应适当增加水摄入量。

b 总摄入量包括食物中的水以及饮用水中的水。

（资料来源 2013 版《中国居民膳食营养素参考摄入量（DRIs）》）

（八）膳食纤维

膳食纤维主要是植物成分中的纤维素、半纤维素、木质素和果胶等物质。其主要作用是刺激胃肠蠕动、对抗肠道代谢毒素、吸附某些食品添加剂、农药、洗涤剂等化学物质，具有通便防癌的功能。膳食纤维主要存在于蔬菜、水果、谷类、薯类和豆类等植物性食物中。精细加工的植物性食物含膳食纤维很少，动物性食物不含膳食纤维。每天膳食纤维的最低推荐量为年龄加 5g，例如：7 岁儿童每天至少应摄入 12g 膳食纤维。

二、平衡膳食与健康

（一）平衡膳食的重要性

由于各类营养素需要由不同的食物来供给，见附表 1-4。因此，平衡膳食是通向健康的重要途径。

附表 1-4　各类营养素和膳食成分的主要功能和食物来源

营养素或 膳食成分	主要功能	食物来源举例或说明
蛋白质	人体细胞、激素、酶、抗体的主要成分；也可提供热能	动物性蛋白：肉、鱼、蛋、奶；植物性蛋白：大豆、米、面、坚果以及豆腐等豆制品
糖类	人体最重要的热能来源；参与构成机体组织	谷类、薯类，以及各种点心、零食
脂类	人体细胞的重要成分；供给热能；维生素的载体；合成激素	各种油类、禽肉类以及奶类食品
无机盐	构成人体组织的原料，维持和调节生命活动	不同种类无机盐的食物来源不一样，例如，铁：动物肝脏、瘦肉；钙：牛奶；碘：海产品，强化食品
维生素	构成辅酶，参与新陈代谢，如缺乏会导致疾病	不同维生素的食物来源不一样，蔬菜、水果、动物肝脏中含量较为丰富
水	占人体质量 70%，物质代谢的载体，各关节活动的润滑剂	补充水的最好方法是饮用白开水
膳食纤维	促进胃肠蠕动，预防便秘和结肠癌；降低餐后血糖、预防糖尿病	各种粗粮、蔬菜、水果

注：根据《中国居民膳食营养素参考摄入量》中有关资料整理汇总

（二）中国居民膳食指南（2016）

针对 2 岁以上的所有健康人群，2016 年修订完成的《中国居民膳食指南（2016）》提出 6 条核心推荐，分别是：①食物多样，谷类为主；②吃动平衡，健康体重；③多吃蔬果、奶类、大豆；④适量吃鱼、禽、蛋、瘦肉；⑤少盐少油，控糖限酒；⑥杜绝浪费，兴新食尚。

在此基础上，《中国学龄儿童膳食指南（2016）》增加了 5 条核心推荐，分别为：①认识食物，学习烹饪，提高营养科学素养；②三餐合理，规律进餐，培养健康饮食行为；③合理选择零食，足量饮水，不喝含糖饮料；④不偏食节食，不暴饮暴食，保持适宜体重增长；⑤保证每天至少活动 60 分钟，增加户外活动时间。在核心推荐"合理选择零食，足量饮水，不喝含糖饮料"中，指出：应选择干净卫生、营养价值高的食物作为零食；可在两餐之间，吃适量的零食；足量饮水，每天 800～1400ml，首选白开水；少喝或不喝含糖饮料；禁止饮酒。

第四节　生长发育规律及影响因素

一、生长发育规律

（一）生长发育的阶段性和程序性

1. 生长发育的阶段性　生长发育是一个连续过程，由不同的发育阶段组成。根据这些阶段特点，加上生活、学习环境的不同，可将儿童青少年的生长发育过程划分为产前期、婴儿期、幼儿期、学前期、学龄期、青春期和青年期，儿童青少年生长发育年龄分期见附表 1-5。

附表 1-5　儿童少年生长发育年龄分期

生命时期	粗略年龄范围
产前期	胎儿阶段
婴儿期	生命头 1 年
幼儿期（学步儿期）	生命第 2～3 年
学龄前期	3～6 岁
学龄期（童年中期）	6 岁至青春期开始
青春期	10～19 岁
青年期	15～24 岁

资料来源：《儿童少年卫生学》人民卫生出版社 第 8 版 表 1-1

2. 生长发育的程序性　生长发育有一定程序,各阶段顺序衔接,前一阶段的发育为后一阶段奠定必要基础。①胎儿和婴幼儿期生长遵循"头尾发展律"。从生长速度看,胎儿期头颅生长最快,婴儿期躯干增长最快,2～6岁期间下肢增长幅度超过头颅和躯干。儿童的身体比例由胎儿2个月时特大的头颅(占全身4/8)、短小的下肢(1/8)发展到6岁时较为匀称的比例(头占1/8,下肢占3/8)。从粗大动作发育看,儿童会走路前必须先经过抬头、转头、翻身、直坐、爬行、站立等发育阶段。②青春期生长遵循"向心律"。身体各部的形态变化顺序是:下肢先于上肢,四肢早于躯干,呈现自下而上,自肢体远端向中心躯干的规律性变化。手的骨骺愈合也由远及近,依次为指骨末端→中端→近端→掌骨→腕骨→桡骨、尺骨近端。

（二）生长发育速度的不均衡性

整个生长期内个体的生长速度时快、时慢,生长速度曲线呈波浪式。从胎儿到成人,先后出现两次生长突增高峰:第1次从胎儿4个月至出生后1年;第2次发生在青春发育早期,女童比男童早2年左右。由于男性青春期突增期增幅较大,生长持续时间比女性多约2年,故进入成年时其身高高于女性10cm左右。

（三）各系统生长模式的时间顺序性与统一协调性

人体各系统的发育既不平衡,又相互协调、相互影响和适应。根据不同组织、器官的不同生长发育时间进程,可将全身各系统归纳为4类不同的生长模式:

1. 一般型　包括全身的肌肉、骨骼、主要脏器和血流量等,生长模式和身高、体重基本相同。

2. 神经系统型　脑、脊髓、视觉器官和反映头颅大小的头围、头径等,只有一个生长突增期,其快速增长阶段主要出现在胎儿期至6岁前。

3. 淋巴系统型　胸腺、淋巴结、间质性淋巴组织等在出生后的前10年生长非常迅速,12岁左右约达成人的200%。其后,伴随免疫系统的完善,淋巴系统逐渐萎缩。体检时不应以成人标准来衡量儿童。

4. 生殖系统型　生后第一个10年内,生殖系统外形几乎没有发育;青春期生长突增开始后生长迅猛,并通过分泌性激素,促进身体的全面发育成熟。

（四）生长轨迹现象和生长关键期

在外环境无特殊变化的条件下,儿童青少年在正常环境下,生长过程按遗传潜能所决定的方向、速度和目标发育,称之为生长轨迹现象（growth canalization）。但出现疾病、内分泌障碍、营养不良等不利因素,会出现明显的生长发育迟滞；一旦这些阻碍因素被克服，个体会立即表现出向原有生长轨迹靠近。这种在阻碍生长的因素被克服后表现出的加速生长并恢复到正常轨迹的现象，称"追赶性生长（catch-up growth）"。

并非所有的疾病恢复过程必然伴随追赶性生长，同时，能否使生长恢复到原有正常轨迹，取决于致病的原因、疾病的持续时间和严重程度。如果病变涉及中枢神经系统和重要的内分泌腺，或病变较严重，或体液的内环境和代谢平衡过程长期得不到恢复，就不能出现追赶性生长。

许多重要的器官和组织都有"生长关键期"，而此期正常发育受干扰，常成为永久性的缺陷或功能障碍。

二、生长发育影响因素

（一）影响生长发育的遗传因素

1. 家族影响　在良好生活环境下长大的儿童，其成年身高在很大程度上取决于遗传。一方面，个体的成年身高与父母的平均身高间存在较高的遗传度；另一方面，父母与子女身高的相关系数有随年龄上升的趋势，提示遗传因素越在接近成熟阶段表现得越充分。该现象称为生长发育的"家族聚集性"。性成熟早晚、生长突增模式、月经初潮年龄等，也与家族遗传有关。据此，儿童成年时的身高可根据当时的年龄、身高、骨龄并结合父母身高等进行预测；女孩还可根据月经初潮年龄和初潮时的身高来预测成人身高。

2. 种族影响　种族对个体的体型、躯干和四肢长度比例等影响较大。例如，在美国长大的日本儿童，生活环境与美国白人相近，但其腿长却低于同等身高的白人儿童，虽然他们的身高比同龄在日本本土长大的儿童高，但坐高/身高比值却无变化。骨龄研究也证实，手腕部继发性骨化中心出现的中位数年龄，黑种人自出生后 1～2 年起就比其他种族领先。东亚各国（中国、日本、朝鲜等）儿童的共同特点是，自婴幼儿开始骨龄一直落后于非裔和欧裔美国儿童，但在青春期阶段骨的干骺愈合速度却显著超过后两者。这种青春期骨龄成熟的加快现象，被认为是亚洲儿童成年身高矮于白种人的主要原因。

（二）影响生长发育的环境因素

1. 营养　营养是生长发育最重要的物质基础。适宜的营养不仅能促进健康、生长和智力发展，而且对各种营养相关性疾病（肥胖、营养不良、贫血等）和成年期慢性疾病（心脑血管疾病、肿瘤、糖尿病等）的预防有长期作用。近年来我国儿童青少年膳食营养水平显著提高，但钙、铁、锌、维生素 A 等营养素缺乏依然是突出的问题。

2. 体育锻炼 体育锻炼是促进身体发育,增强体质的最重要因素之一。运动使体力消耗,产热增加,分解代谢加速。同时在合理营养的支持下,使同化过程也加快,对生长发育有促进作用。运动是控制体重、调节身体成分的重要手段。经常运动可使体脂肪含量降低,增加瘦体重。运动时,环境中的空气、日光、水等因素反复刺激身体,增强机体对外环境改变的应激和适应能力,提高免疫功能。

3. 疾病 各种疾病都可能影响生长发育,但影响程度不同,主要取决于疾病的性质,严重程度,所累及的组织、器官和系统的功能,病程的长短,有无后遗症等。主要有:发热、蛋白质和热能摄入不足、消化系统疾病、寄生虫感染(蛔虫、钩虫、血吸虫)、地方病(碘缺乏病、地方性氟中毒、大骨节病等)、遗传性疾病(唇裂、腭裂、先天性心脏病、唐氏综合征、先天性代谢异常如苯丙酮尿症、甲状腺功能低)、慢性疾病(小儿糖尿病、肾炎、风湿病、结核病),还有不良社会心理因素会阻碍生长发育。

4. 生活作息制度 生活作息制度是影响儿童青少年身心健康成长的重要因素。合理安排生活作息制度,每天保证足够户外活动,定时定量进餐,有充足睡眠,会对生长发育和健康有良好的促进作用。

5. 气候和季节 地理气候因素对生长发育的影响,因无法控制其他因素的干扰作用,迄今为止该类因素对生长发育的影响尚难得到肯定结论。我国历次全国规模的儿童生长发育调查都证实,生长发育水平存在显著的南北差异。气候对生长发育有一定的影响作用。居住在北极圈的因纽特人体重相对重,皮下脂肪层厚,胸廓前后径大,颈和四肢相对短;赤道热带居民的体重通常较轻、皮下脂肪层薄、胸壁薄、颈和四肢相对长、躯干较小,这种体型适合在炎热环境中散热。这些都是千百万年以来人类对环境的长期适应性表现。季节对生长发育有明显影响。春季身高增长最快,秋季体重增长。月经初潮同样受季节影响,我国女孩的初潮较多发生在 2～3月和 7～8 月。

6. 环境污染 在环境污染因素中,化学性污染的危害最直接、最严重。生长发育阶段的儿童青少年,对化学性污染物具有远高于成人的易感性,不仅阻碍身心发育,而且会引发各种疾病。

(1)空气污染:大气污染对儿童体格、生理功能影响的报道较多。交通污染可阻碍儿童肺功能发育。大气中 PM_{10} 和 $PM_{2.5}$ 污染水平与儿童呼吸道炎症、哮喘的患病率呈线性关系。严重的室内空气污染不仅导致儿童哮喘病发病率增高,且诱发血液系统疾病,影响智力发育。北京儿童医院报道,90% 以上的白血病患儿家庭住房曾在半年内装修过,造成这一严重恶果的罪魁祸首是有害气体甲醛。

(2)铅:铅是环境污染物中毒性最大的重金属之一。当前铅污染日益严重。儿童可通过尘土、墙壁、学习用品、玩具色漆、食物等途径摄入铅。铅中毒的靶器官是全身性的,尤其对神经系统的毒性最强。儿童铅中毒主要表现为注意力不集中、淡漠或多动、记忆力降低、缺乏自信、眼手协调能力差、视觉和听觉能力下降、学习能力和学习成绩低于同龄儿童。不同血铅水平与儿童的智力及身体发育水平呈负相关。因此,铅对儿童健康的损害无安全临界值,理想的血铅水平应该是零。

(3)环境雌激素:环境雌激素是一类环境内分泌干扰物,在体内可模拟内源性雌激素的生理、生化作用或改变其活性,通过多种途径表现出拟天然雌激素或抗天然雄激素的效应。环境雌激素种类繁多,环境污染范围广,在大气、水、土壤、植物、人体和动物组织中均可检出。生长发育中的儿童对环境雌激素更具易感性。自幼频繁、过量接触环境雌激素,将对男女生殖系统的发育和未来的生殖能力造成损害。

(4)物理性环境污染物:儿童青少年长期接触噪声,可导致头痛、头晕、心慌、失眠多梦、记忆力减退等神经衰弱症状。长期强噪声刺激下,人体的心血管系统、消化系统、内分泌系统等均可产生功能紊乱或器官损伤。电磁辐射对儿童青少年生长发育和健康的突出影响是:①影响神经系统发育;②引发神经衰弱,特别是长时间操作电脑、上网等可导致头痛、乏力、嗜睡、失眠、多梦、记忆力减退、手足多汗等综合征,脑电波节律紊乱;③影响视力,长时间接触射频辐射尤其微波,如上网游戏时,双眼持续紧盯画面,缺少眨眼动作,可导致儿童青少年眼睛干涩感、视力模糊、下降,晶状体产生点状或片状浑浊,甚至视网膜脱落,严重的因眼部肌肉过度疲劳痉挛性肌麻痹,而导致暂时性或永久性失明。

7. 社会、家庭 作为儿童成长的外部环境,社会与家庭影响儿童生长发育的途径是多种多样的。

(1)社会因素:包括社会的政治制度、经济状况、文化教育、卫生保健、社会福利、生活学习环境等,并涵盖家庭结构和家庭生活质量、父母职业和受教育程度、亲子感情联结、个人与社会其他成员的关系等,这些因素相互交织,错综复杂,共同对生长发育产生影响。

(2)家庭:是社会的组成细胞,是儿童最重要的生活环境。包括:①家庭经济状况;②父母受教育水平;③家庭结构;④教养方式。

(3)现代媒体对生长发育的影响:儿童青少年是现代媒体的主要消费

群体。现代媒体这里主要指电视和网络。电视的影响包括：看电视时间、电视内容。网络是把"双刃剑"，给儿童青少年带来诸多好处的同时，也带来一些消极的影响，如沉湎于网络游戏甚至网络成瘾已成为日益突出的社会难题。